図説

鼻とにおいの文化史

クレオパトラからナポレオン、レディ・ガガまで

カーロ・フェルベーク
足立江里佐 訳

ON THE NOSE

原書房

図説

鼻とにおいの文化史

クレオパトラからナポレオン、レディ・ガガまで

長年の親友で、大切な仕事仲間のギーゼラ・エッカーへ

目次

謝辞

本書を執筆するに当たり、インタビューさせていただいた専門家および学者の方々には改めて感謝の言葉を述べたい。

歴史家のトリスタン・モステルトは東インド会社に関する、当時の西洋の資料を提供してくれた。文化史の研究者バス・ベレマンはシェークスピアのクレオパトラに関する描写を本書のためにわざわざ翻訳してくれた。ピート・デヴォスは障害のある学者の視点で本書を一緒に見直してくれた。エジプト研究者ドーラ・ゴールドスミスは古代エジプトの香りに関するあらゆる知識を授けてくれた。鼻の歴史の専門家マーク・ブラッドリーは、美の基準が時代とともにいかに推移していったかを教示してくれた。ヨシュ・ファン・オーストロムはソムリエとしての専門知識とルネサンスの研究者としての知識を、1章（ミケランジェロ）でいかんなく発揮してくれた。おかげで、ミケランジェロは鼻に損傷を負っていても、嗅覚は健全であったと分かった。

においのアーティストであるピーター・ドゥ・クペルと上田麻希の「においの体験」イベントより、何年も前からインスピレーションを得ている。彼らは私の質問に対していつも快く回答してくれた。

エルネスト・ベントス基金のジョルジーナ・ベントスは父親の思い出話をしてくれたうえ、彼の素晴らしい「Olor - Visual」コレクションを見せてくれた。

歴史家のエリック・スホーンホーヴェンは（本人も素晴らしい鼻の持ち主である）ダンテのワシ鼻に関して多くの助言をくれた。心理学者のハルムト・デイクステルハイスには、定期的にメールで「……についてはもう書いたか？」と注意喚起をしてもらい、大変助かった。歴史家フランス・ハイゼンフェルトと文学者ロバート・オミーリーは、アフリカの仮面に関する考察を共有してくれた。ジョルジョ・グルッピオーニは自身が再構築したダンテの顔写真を快く提供してくれた。私が勤める美術館の同僚ローラ・スタンプスは「男性の鼻は彼のヨハネ（男性生殖器）を表す」という面白いことわざを教えてくれた。それまで、このようなことわざがあることさえ知らなかった。

以上名前を挙げた方々および挙げなかった方々も含め、あらゆる面で助言や意見を聞かせてくれたことに感謝している。また、画像を無料で提供してくださった各機関や個人の方々にも併せてお礼の言葉を申し上げたい。

最後に、出版社の編集長マルセラ・ファン・デル・クルックと編集者のバーレント・ファン・デル・ハーヴェに対しては厚い信頼と多くの助言に感謝している。

もちろん、私の鼻を作ってくれた両親にもお礼を言いたい。

はじめに　鼻の歴史的意義

「その鼻は、はな垂れのブールマン家らしい」。私の母方の家系の鼻は四世代にもわたってこのように言われてきた。母をはじめとして、この家系の者は皆、鼻が「突出」していた。母の中学校時代のあだ名は「リンゴ」だ。言うまでもなく、あのビートルズのメンバーの中で最も大きな鼻の持ち主から来ている。「ブールマン家の鼻」とは可愛い、小さな鼻ではなく、目立って大きな鼻のことだ。また、ぐずぐずと文句を言う人、あるいはあまり聡明ではない人のことを「はな垂れ」と言う。そして、私の父もやはり立派な鼻の持ち主だった。このような両親から受け継いだ遺伝子が組み合わさって、私の顔面の中心に、大きな鉤《かぎ》鼻ができあがってしまったのである。

しかし、私は先祖たちのように大きな鼻を誇りに思ったことなど一度もない。特に思春期にはコンプレックスでさえあった。まったく見ず知らずの赤の他人から、決して好意的とは言えない「指摘」を受けることもしばしばあった。自転車に乗っているときは、前を走る自転車を追い抜く勇気がなかった。なぜなら追い抜かれた相手は必ず横を見る。そのとき、私の横顔から突き出している大きな鼻に対して何か思うのではないかと、恐れたからである。

知らない人やいじめっ子ばかりではない。大人になってからも同僚や他人は私の鼻について触れないではいられなかった。

あるテレビ番組の司会者は「においのスペシャリストにふさわしい鼻」と私を紹介した。またその後も、とある音楽業界の専門家が私の鼻をしげしげと眺めて「なんて大きな鼻だ！　だから君はにおいに関する仕事をしているんだね。音楽家に耳の大きな人が多いように」と言った。さらに町を歩いていると、ドキュメンタリーの映像作家に呼び止められたことがあった。彼は私の巨大な鼻をとても気に入ってくれた。大きなスクリーンで間違いなく「ばえる」からである。

おそらく私が講義を行っているあいだも、多くの人は私の目立つ「嗅覚器官」と私の「におい」への興味を結びつけているだろう。それをあえて口に出す人は少ないが、いないわけではない。とはいえ、現代の美の基準にそぐわないからと言って、特に女性に対して大きな鼻をタブー視するのは間違っている。


どれだけからかわれたとしても、私にとってかけがえのないこの嗅覚器官は本書『図説　鼻とにおいの文化史』を書くきっかけを作ってくれたのである。そして、本書を執筆することは一種のセラピー効果をもたらし、失いかけていた自信を取り戻した。おかげで鼻形成術もなんとか思いとどまることができた（決して美容外科を批判しているわけではない！）。

もちろん執筆の動機は鼻に対するコンプレックス以外にもある。嗅覚器官への興味は、私の美術史家としての背景とも関係している。美術史を学んでいた頃、絵画や像として残されている様々なバリエーションの鼻、たとえば大きい鼻、小さい鼻、まっすぐな鼻、曲がった鼻、グロテスクな鼻、控えめな鼻などに出会い、非常に興味を持ったのである。

肖像画に見られる特異な鼻には、ときとして作者の趣意が込められていることがある。美の基準がいつ、どのようにして生まれ、変化していったのかを、私は知りたくなった。傭兵隊長（コンドッティエーレ）であったフェデリコ・ダ・モンテフェルトロ（一四二二〜一四八二）の横顔の肖像を見たとき、特に強くそう感じた。

戦場で負傷した彼は鼻梁の一部と右目を失ったが、失われた目が強調して描かれることはほとんどなかった。むしろ、画家の裁量で再構築されている。一方、鼻のほうも画家のわずかな筆触《タッチ》で修正できたはずなのに、ありのままに描かれている。「傭兵隊長」として、負傷した鼻は自慢であり、それを世界中に誇示したかったからだ。負傷した鼻は勇気の証だった。そして、その肖像画は美術史の中でも類を見ないユニークなものとなっている。

対になっている彼の妻の肖像画の横顔も印象的である。この二連画の左側には、同じく当時のイタリアの裕福な家系の出である、バッティスタ・スフォルツァ（一四四六〜一四七二）の肖像が描かれている。彼女の鼻先はやや下を向いており、かなり長い、エレガントな形状の鼻である。二連画として描かれた夫妻は金の枠組み越しに永遠に互いを見つめている。

大きな鼻は、少なくとも西洋では個性とステータスの象徴であった、と学生時代の恩師が教えてくれた。しかし、「大きい」というだけで、すべての大きな鼻が肯定されているわけではない。当然そ

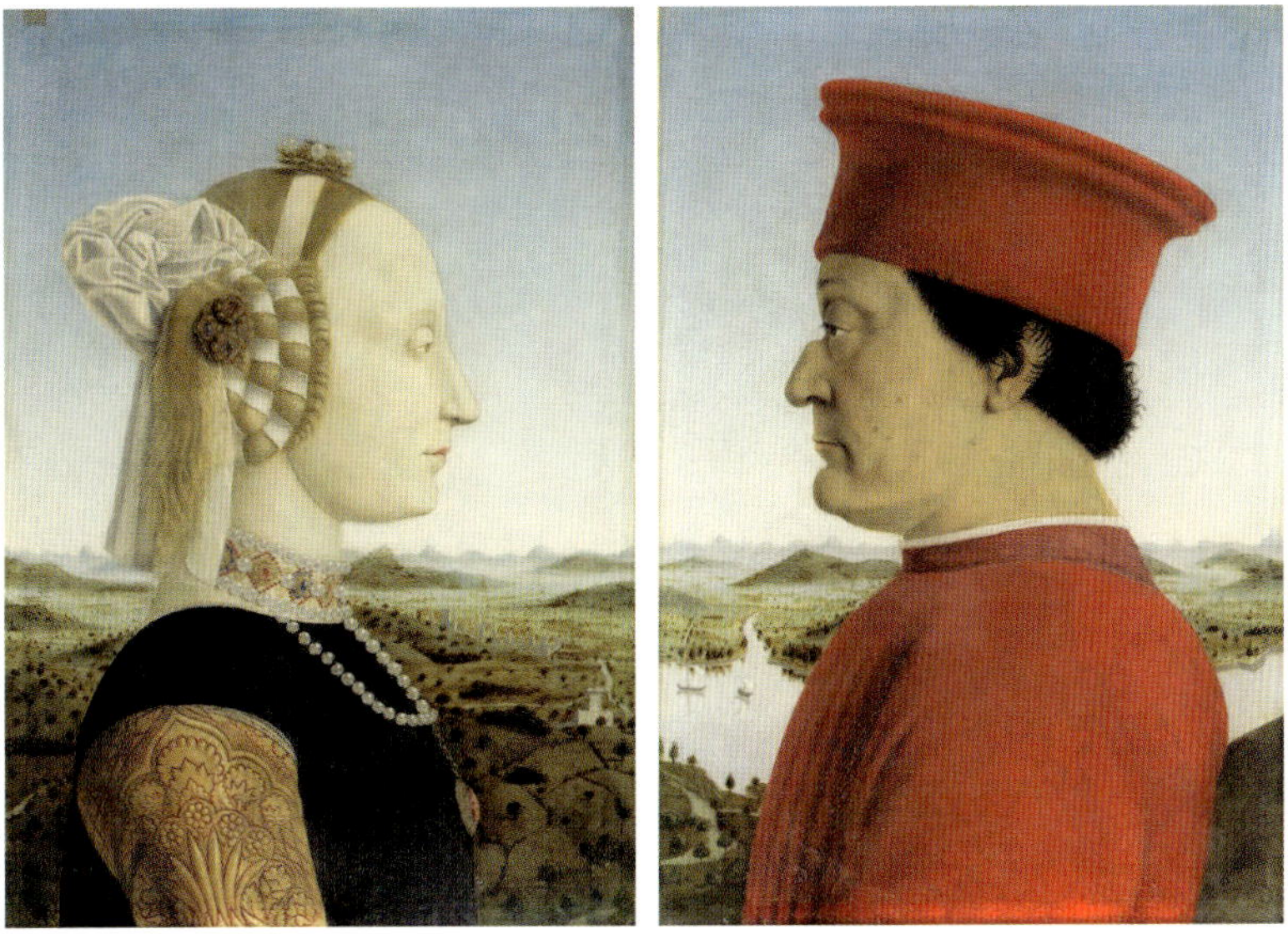
ピエロ・デラ・フランチェスカ作『バッティスタ・スフォルツァとフェデリコ・ダ・モンテフェルトロの肖像』(二連画)1465年頃。

の形状によって異なる意味合いが含まれる。

たとえば、鼻先が尖っているのか、平たいのか。鼻先が上向きか、下向きか。鼻梁が曲がっているか、まっすぐか。さらに、鼻の孔の形、鼻翼の形がどうなっているのか。こうしたすべての特徴がその人の性格を示しているとされていた。幸運にも鼻の形がよければ、その人にとってプラスに働くが、そうでない場合は残念な性格を露呈することになる(9章で、ダーウィンがこの憂き目に遭ったことに触れている)。

古代から近年までの何千年間、鼻の形と性格の相関関係について多くの学者や芸術家らが頭を悩ませてきたが、時代とともにその事実は忘れられていった。そのため、現代人は(西洋の)美術史が残した多くの肖像を我々の祖先とはまったく異なる視点で見ている。

本書は、なぜ大きな鼻は時代の流れとともに好まれなくなったのか、そして何よりも、よりによってなぜ鼻を性格の指標としてきたのか、その答えを導こうとするものである。

クレオパトラからレディ・ガガまで、さらにミケランジェロからレンブラントまで、様々な有名人を取り上げ、テーマに関しても、愛、文学、政治、形成外科から芸術に至るまで多岐にわたる。また、不快なテーマではあるが、重要な問題である性差別や人種差別に関しても言及している。これらすべてを、古代から動乱の二十世紀、現代に至るまで、大まかな時系列に沿って記載している。ただし9章に関しては、（ダーウィンはナポレオンよりあとの時代の人物だが）本書の大筋を重視して、フランス皇帝の前に持ってきている。

それぞれの章にはテーマがあるので、場合によっては時代を超えて事例を挙げている。たとえば、5章のデナスタシオ（鼻を取り去ること）、あるいは11章の童話にまつわる話などがそうだ。

本書がいかに多くの内容を網羅しているとはいえ、もちろんこれがすべてではない。そもそも、包括的な書籍を目指したわけではない。時系列に厳密に沿っているわけでもない。また、すべての有名な鼻を取り上げているわけでもなく、背景に興味深い逸話があるものに光を当てている。さらに、私が専門とする（ことに近い）事例に焦点を絞っている。つまり、西洋の美術および文化史である。

それ以外の国の文化や鼻に関しては、ほかの著者あるいは研究者のほうが私よりもはるかに芸術的な表現で巧みに解説できるだろう（そのような作品はぜひ読ませていただきたい）。

本書はまた、においに関しては詳しく言及していないが、たとえば、ミケランジェロの嗅覚（1章）やレオナルド・ダ・ヴィンチの調香師としての知られざる一面を紹介している章（7章）では多少、においについても触れている。鼻の「機能」と「形状」は、ときに切っても切れない関係にあるからだ。

本書によって、特に自分の鼻に自信を持てない人に少しでも勇気を与えられたらと願っている。美しさとは人それぞれである。しかし、我々の美の基準は、普段は誰も気にもとめていない（変移する）文化的環境の影響を多く受けている。本書はまさにその点を示しており、願わくは読者の方々がそれぞれの考え方、あるいは自身や他人を見る目が変わるきっかけとなってほしい。

同じようなことがSNSでもっと大規模にすでに行われている。ここ数年のあいだに、あらゆるソーシャルメディアのインフルエンサーの女性（たまに男性）が、たとえば「#sideprofileselfie」などをつけて（標準的な鼻の形をしていない者にとって横顔の写真は悪夢である）、自らの独特な形の鼻を投稿し、多くの称賛を得ている。

本書もまた、鼻の形のせいで自己評価の低い人々に少しでも自信を与えられたら幸いだ。

さらに言うと、大きな鼻に関する讃歌は本書が初めてではない。大きな鼻に敬意を表した著書は古くからあり（いささか皮肉まじりではあるが）、その一つに偶然にも私と同じ名前のアンニーバレ・カーロ（一五〇七〜一五六六）が著したものがある。ミケランジェロと同時期のこの詩人兼作家による『*Nasea*（鼻）』という非常に大きな鼻についての頌歌《しょうか》は、現在バチカン市国に保存されている。カーロによると、鼻は名誉の証なのである。つまり、鼻が大きければ大きいほど名誉の恩恵を受ける。おそらく『*Nasea*』も当時のどこかの名士のことを歌ったものだろう。その人物は「ナソ・セスキペダレ（四十五センチの鼻）」、要は巨大な鼻の持ち主だったに違いない。

特定の人物の鼻について述べている『*Nasea*』とは違い、本書は鼻のついているすべての人々——

いかなる形、あるいは大きさの鼻であろうと――を対象としている。

鼻のオデッセイを始めるに当たり、まずはその多様性を探求し、なぜ我々の鼻はこれほど「突出」しているのか（優れているという意味においても、物理的に突き出ているという意味においても）という大きな疑問に答えていきたい。

身体の中でこれほど突出した感覚器官（後述するが、我々の嗅覚は非常に優れている）で、これほど過小評価されているものはない。

それでは、かのミケランジェロ・ブオナローティの鼻を足がかりに話を進めていこう。彼は特別な鼻の持ち主であっただけでなく、多くの鼻の作り手でもあり、鋭い嗅覚に恵まれてもいた。

1章　最も「突出」している感覚器官

ミケランジェロの運命を変えた鼻

「ほとんどすべての人間に鼻があるにもかかわらず、その特徴は一様でなく、形状、色、大きさは千差万別である」

——ジェームズ・ソラス・ドッド、一七六七年

人の数だけ鼻の形がある、と人文地理学者のジェームズ・ソラス・ドッド（一七二一〜一八〇五）は言っている。それでもいくつかのカテゴリーに分類することはできる。たとえば、鉤鼻、反り鼻、団子鼻、あぐら鼻、ブタ鼻などである。さらに、侮蔑的にユダヤ鼻、魔女鼻という言葉もしばしば使われる。食べ物にたとえて、カリフラワー鼻、ジャガイモ鼻、イチゴ鼻なども ある。酔っ払いの鼻にはまた独自のカテゴリーがあり、形状の類似性によって分類されているものではな

い。さらに、地名を示す、ギリシャ鼻（まっすぐな鼻）やローマ鼻（階段状の鼻）などもある。

より漠然とした分類に、凹凸の有無、幅の広さ、ずんぐりとした鼻、あるいは尖った鼻、肉厚な鼻、ほっそりした鼻、長い・短い鼻などがある。さらに、これらのように外見の形状だけでなく内側の形状によっても分類される。いくぶん控えめに鼻先の下に隠れるような鼻の孔もあれば、間口を大きく広げて開放的な鼻の孔もある。

こうした様々な形状は、その組み合わせ、構成、微妙な変化をともなって人間の顔に現れる。では、これらの鼻の共通点は何かというと、我々の顔面から突き出していることである。十八世紀にドッドは「遠くからでも認識できる唯一の顔の器官」と述べているが、その位置と形状のせいで衝撃を受けやすい。鼻は硬い組織と軟らかい組織からできているため、軽い衝撃には耐え得るが、かの有名な芸術家ミケランジェロ・ブオナローティ（一四七五〜一五六四）のように取り返しのつかない損傷を負うこともある。

一撃による（精神的）衝撃

あるとき、まだ十代であった若きミケランジェロは仲間の学生たちとともに、フィレンツェのサンタマリア・デル・カルミネ教会で絵を描いていた。この教会にはマサッチオ（一四〇一〜一四二八）の有名なフレスコ画がある。同じく芸術家で、この逸話を自伝に書き残したベンヴェヌート・チェッリーニ（一五〇〇〜一五七一）によると、万能人であったミケランジェロはいつものように、無能な同年代の仲間たちを痛烈に批判していた。その場にいた彼の友人ピエトロ・トリジャーノ（一四七二〜一五二八）は怒りを抑えきれず、この傲慢な天才の顔面に拳で一撃を食らわせたのである。このとき彼は、ミケランジェロの「骨と軟骨がビスケットのように砕ける」のを感じたそうだ。トリジャーノはこの事件のあと町から追放されることになった。

一方、同時代のジョルジョ・ヴァザーリ（一五一一〜一五七四）の伝記における解釈は少し違っていた。このフィレンツェの美術史家によると、トリジャーノはミケランジェロに与えられていた数々の栄誉をたいそう妬《ねた》んでいたのである。

いずれにしても、結果的にミケランジェロは肉体的にも精神的にも大きな傷を負ったまま生涯を過ごした。ミケランジェロの専門家であるヨシュ・ファン・オーストロムが語ってくれたところによると、彼は回復不可能なほど粉々になった鼻を醜く思い、自分は誰からも愛されることはないと信じていたそうである。

それではなぜ、前述のダ・モンテフェルトロは自身の損傷した鼻をむしろ自慢げに誇示していたのであろうか。一方にとって誇りであったものが他方にとっては劣等感を抱かせる要因となったのはなぜか。両者を比較するとすぐに分かる。ミケランジェロが受けた一撃は、鼻の低い部分、つまり鼻の構造と形状を支えている箇所に命中し、鼻がプリンのように崩れてしまったのである。一方、かの傭兵隊長の鼻は折れていても灯台のごとく堅牢にその形状をとどめていた。ミケランジェロの時代には鼻の大きさがその人の栄誉とステータスの象徴であったことを鑑みれば、たった一撃がその後の人生

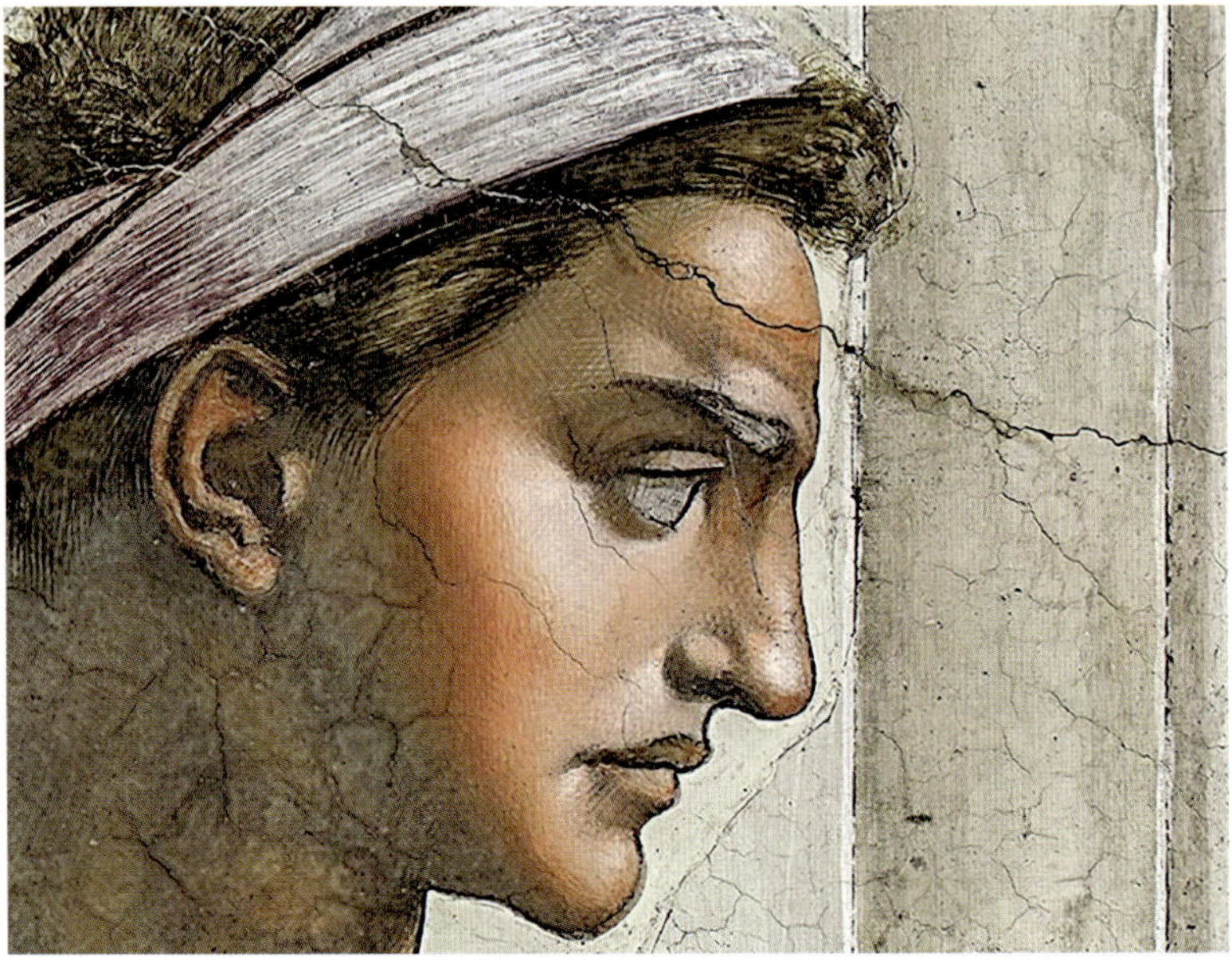

ミケランジェロ・ブオナローティ作、愛人であったトンマーゾ・デイ・カヴァリエーリの横顔の肖像。額からほぼ一直線に伸びる鼻は「ギリシャ鼻」と呼ばれ、何百年ものあいだ美しさの理想形とされていた。

にどれほどの衝撃を与えたかは容易に推察できる。

しかし、この不幸な出来事はミケランジェロに幸運をもたらしたとも言える。今日に至るまでの名声、そして晩年に出会った若く、美しい鼻の持ち主だったトンマーゾ・デイ・カヴァリエーリ（一五〇九〜一五八七頃）との恋も不幸な出来事があってこその結果かもしれない。

おそらく、ミケランジェロはトンマーゾの中に男性美の頂点を見出したのであろう。トンマーゾを描いたフレスコ画を見ると、彼の鼻はあたかも上質な大理石を彫刻したかのように美しく描かれている。ミケランジェロは自分より三十歳も若いトンマーゾと多くの時間を過ごした。二人は大変惹かれ合っていて、ミケランジェロの最期はトンマーゾが看取っている。

折れた鼻によって生まれた芸術

ミケランジェロの容貌は、芸術に捧げた人生と精神面に深く影響を及ぼし、後世の偉大な芸術家たちにもインスピレーションを与えた。この卓越した先駆者に敬意を表して、オーギュスト・ロダン（一八四〇～一九一七）は一八六三年頃に独特な頭部像を石膏で作っている。『鼻のつぶれた男』のモデルは部分的にパリの労働者（通称ビビ）とされているが、ロダンが意図的にミケランジェロの容貌を像に溶け込ませているのが見て取れる。

柔軟性のある軟らかい石膏のほうがミケランジェロの鼻骨よりも容易に（そして音もなく）つぶれたのではないかと想像してしまう。残念ながら、この石膏による頭部像は凍結のため割れてしまっている（このときばかりは、壊れたのは後頭部であり、鼻ではなかった）。しかし幸いにも、レオン・フルケ（一八四一～一九二六）が制作した大理石の複製品が保存されており、現在もロダン美術館で鑑賞することができる。

ミケランジェロの鼻のインパクトはさらにのちの巨匠へと受け継がれている。偉大なパブロ・ピカソ（一八八一～一九七三）はロダンのミケランジェロの胸像からインスピレーションを受け、ロダンのみならず双方の先輩芸術家へのオマージュを残している。

彫刻を始めたばかりの頃の一九〇三年、二十二歳のピカソは『鼻のつぶれたピカドールの頭』という作品を残している。奇しくもロダンが『鼻のつぶれた男』を制作した年齢とほぼ同じであった。ピカソは石膏の代わりにモデリング粘土で型を取り、あとからより耐久性のあるブロンズを流し込んでいる。もちろん粘土のほうが石膏よりも、そして鼻骨よりも簡単に、指、手のひら、拳で凹《へこ》ますことができる。それはあたかもピカソがその軟らかい素材をミケランジェロの鼻に見立てて、敬愛の念を込めて一撃を加えたかのようである。

ミケランジェロは鼻を折られたことによって生涯消えない傷を心にも負ったが、その偉大さゆえに彼と彼の崇拝者たちの作品はその死後も芸術作品として保存され、未来にまで受け継がれるであろう。そして、ミケランジェロの名声もトリジャーノの一撃も今後永久に語り継がれることになる。

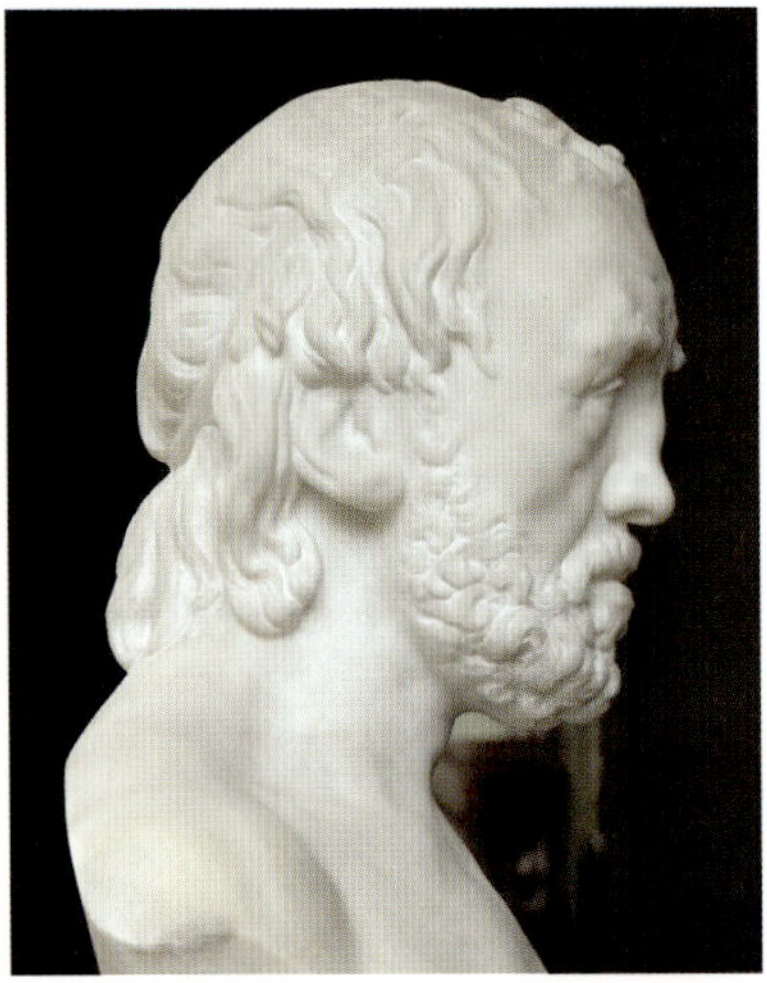

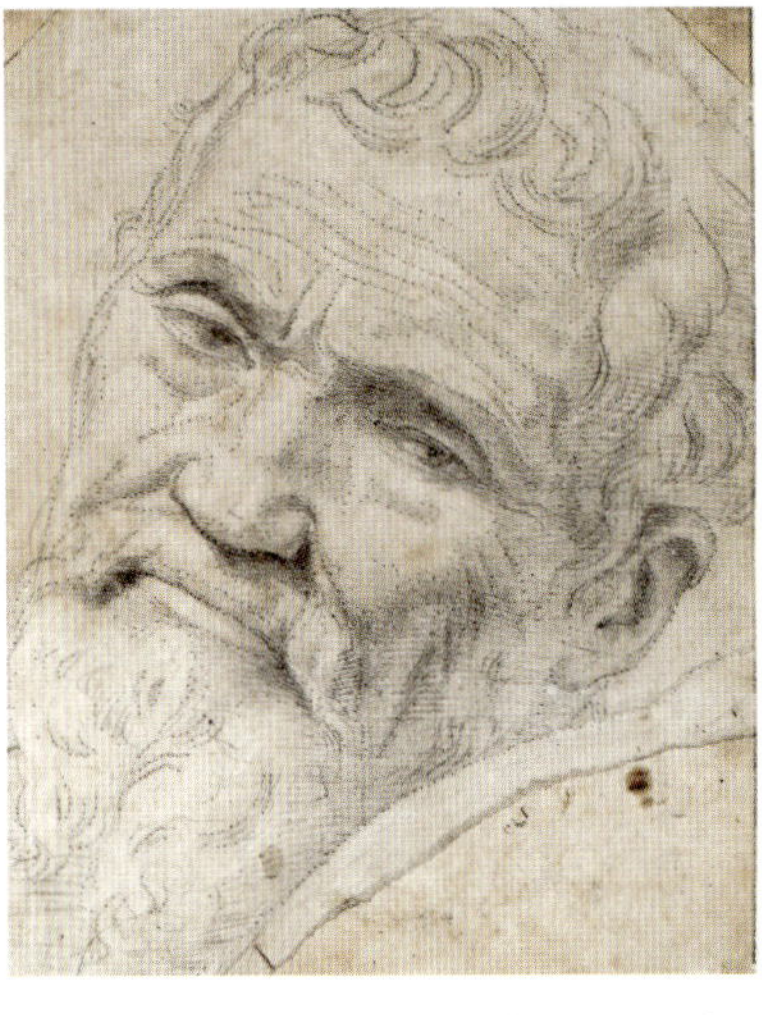

上：レオン・フルケによるオーギュスト・ロダン作の像『鼻の潰れた男』の複製。1874～1875年（オリジナルの制作は1863年頃）。
下：ダニエーレ・ダ・ヴォルテッラ作『ミケランジェロの肖像』1548～1553年。

突出して素晴らしい、突出した感覚器官

鼻骨の脆弱《ぜいじゃく》さを見てきた我々の頭には、「顔の表面に鼻の孔があるだけではいけないのか」という疑問が湧いてくる。人の顔の構造がそのようであったら、ミケランジェロの不運も起きなかったはずである。そして鼻にはなぜ、一見無意味とも思える多様なバリエーションが生まれたのだろうか。

これには進化が大きく関係していることをBBCが制作したドキュメンタリー『What's the point of noses?（鼻の意義とは？）』は伝えている。

眉毛が目を保護しているのと同じように、鼻は雨や汗などの厄介なものが鼻の孔に入らないように「屋根」としての役割を果たしている。さらに、我々の鼻の孔が口の真上にあるのは、腐った食べ物や毒物を間違って口に入れないためである。つまり、鼻は有害なにおいを嗅ぎ分けることによって、我々を守ってくれているのだ。言い換えれば、鼻は身体の中で最も重要な開口部の門番なのである。

赤ん坊の場合は、母乳を飲む際に息ができるよう鼻先は上を向いており、その小さな形状にもかかわらず、非常に発達した嗅覚を備えている。赤ん坊は生まれてすぐに母親の乳首から発せられるフェロモンを嗅ぎ分け、まだ目が見えないうちはにおいを道しるべとして母乳のありかを見つけるのだ。

乳児期を過ぎると、成長するにつれて鼻の形やサイズが大きく変化していく。成人してからの鼻の形は両親の遺伝子が関わっているところもあるが、それだけではないとペンシルベニア州立大学の人類学者、マーク・シュライバーは指摘している。ヨーロッパ、アジア、アフリカで何千もの鼻を測定

することによって研究データを得たシュライバーによると、世界中の人々は遺伝子的にさほどの違いがないものの、外見的には多様性を示している。そして、その多様性はＤＮＡではなく、気候の違いから生まれると結論づけている。

赤道付近の地域では空気が熱いため、肺までの到達時間を短くする必要がある。それには、幅が広く短い鼻のほうが好都合だ。実際にこれらの地域ではこのような形状の鼻が多く見られる。逆に、空気が冷たく乾燥した地域では、吸い込んだ空気を温め、湿度を高めるために細くて長い鼻が多く見られる。北国の出身である私の鼻が、比較的細く、長いことはこれにより説明がつく。

しかし、果たして本当にそうだろうか。私の出身地域でも誰もが私と同じような形状の鼻をしているわけではない。事実、ごく限られた地域内でも鼻の形は様々だ。

人の鼻は突き出しているだけでなく、突出して素晴らしい機能を備えている。人の嗅覚は未発達である、という通説は間違っている。このような考えが広まったのは、特に十九世紀の偉大な外科医ポール・ブローカ（一八二四～一八八〇）によるところが大きい。彼は様々な哺乳類の脳を調べた結果、人類の嗅覚中枢が比較的小さいことを発見した。そしてそれは、人間の知性が発達したため、嗅覚はさほど重要性を持たなくなったからだと結論づけた。

さらに精神分析医のフロイト（一八五六～一九三九）も、生殖の分野において鼻の役割はなくなったとしている（フロイト自身、コカインの乱用により無嗅覚症を発症していたのだが）。なぜなら四足歩行をしていたときには、伴侶を探す際にちょうど鼻の高さにある性器からのにおいで相手を選んでいたが、立って歩くようになってからは鼻の位置が高くなり、伴侶選びは目と頭を使うようになったからだ。それゆえ、人類が二足歩行を始めた段階で嗅覚器官は必要なくなったという結論を導き出した。

余談ではあるが、女性器のにおいは文学において「odor di femmina」（いわゆる「女のにおい」）という表現でしばしば引用される。

人類の嗅覚は低下しているという、こうした通説が普及したことにより、二十世紀の人々は人間の嗅覚は優れていないと考えるようになった。さらに、においを嗅ぐという行為自体、子供じみていて、動物的、あるいは粗野に見える仕草と思うようになったのである。

一部のエキセントリックな人々、たとえば小説家ギィ・ド・モーパッサン（一八五〇〜一八九三）や詩人シャルル・ボードレール（一八二一〜一八六七）、有名な芸術家F・T・マリネッティ（一八七六〜一九四四）およびマルセル・デュシャン（一八八七〜一九六八）などは意識的ににおいを作品に取り込んだ。このような芸術家集団を「flaireurs（フレルール）」と呼んでいる（「flair（フレール）」は文字どおり嗅覚という意味）。

ブローカおよびフロイトの説は「正式」にその誤りが指摘されている。アメリカのラトガース大学の神経科学者ジョン・マクガンによると、人類の嗅覚はむしろ非常に優れているそうだ。人が「ペトリコール（石を意味する「ペトラ」と神々の血管に流れる血を意味する「イコル」を合わせた造語）」のにおいを認識するために必要な分子は、わずか数個で事足りる。ペトリコールとは、長い干ばつのあとに雨が降り、空気中に放出される地面や植物などの物質のにおいのことであり、これを探知する能力は人類が生き残るために必要不可欠なものとして発達してきた。なぜなら、ペトリコールのにおいは水の存在を意味するからである。

さらに、アンドレアス・ケラー博士によると、人は少なくとも十兆種類ものにおいを嗅ぎ分けることができるそうだ。つまり、人が識別できる色の種類よりもはるかに多い。実際、人の目の受容細胞はわずか三種類しかない。カリフォルニア大学バークレイ校で嗅覚を専門に研究しているノーム・ソベルとジェス・ポーターによると、人が動物と同じように地面に鼻を近づけた場合、目隠しをしていてもにおい（たとえばチョコレート）を追跡することができるという。

また、オランダの名高い心理学者E・P・クースターによると、人には家族臭があり、我々はそれを認識することができるらしい。これを立証するために、クースターは病院の入り口で祖父母になったばかりの人に（つまり、新しく家族となった孫と対面する前に）何人かの赤ちゃんのにおいを嗅がせた。すると祖父母たちは「これがうちの孫のにおいだ！」と、なんの迷いもなく（そして正しく）言い当てたのである。

我々がこうした鋭い嗅覚を持っていることは、進化論的にも説明がつく。簡単に言ってしまえば、必要だったからである。特に社会生活の中で、嗅覚は重要なアドバイスを与えてくれる。ユトレヒト大学の研究員であるモニク・スメイツとヤスパー・ドゥ・フロートは、我々は互いの感情のにおいを嗅ぎ分けられ、それを社会におけるプロセスの円滑化や集団の統率に利用しているという。たとえば、ある一匹の哺乳類が恐怖のにおいを発散させると、その集団内では恐怖の感情が伝播し、警戒心が増幅するというデータがある。

また神経科医のティム・ジェイコブによると、我々がパートナーを選ぶとき、そのにおいで選別するそうだ。理想的なパートナーは自身と異なる免疫システムを持っており、それが自然といいにおいに感じられる。その結果、健康な子孫が生まれることにも繋がる。

このような研究結果があるにもかかわらず、我々は自身の鋭い嗅覚より前時代的な定説を信じがちである。それでも、無意識のうちに直感的な認識をにおいと結びつけて考えているのではないだろうか。たとえば「不穏な空気が漂っている」とか「鼻が利く」とか「危険なにおいがする」など、よく使われる言い回しがあるのはそのことを物語っているように思う。また、イタリア語とフランス語では「直感」と「嗅覚」は同じ単語である（「fiuto」「flair」）。

私は鼻が大きいので人からよく次のような質問をされる。「鼻が大きいと、それだけ嗅覚も発達しているのか」、また「鼻が大きいと、それだけ直感力も鋭くなるのか」。答えはおそらく「ノー」である。可愛い小さな鼻であろうと、いかつい鉤鼻であろうと、受容体の数にはそれほど大差はない。大きな鼻に利点があるとすれば、より速く肺に酸素を送り込むので、筋肉量の多い身体には有益かもしれないということくらいだ。そのためか、（特に）男性の鼻は（十二歳ぐらいから）とどまることを知らず、どんどん大きくなっていく（私自身それは経験済み）。このような特徴があるせいで、小さな鼻のほうがより女性的であるという概念が一般的に定着してしまったのである。

大きな鼻の新たな利点に最近気づいた。それは新型コロナウイルス感染症の流行によりマスクを着用するようになり、大きな鼻のおかげでマスクが煩わしくずり落ちないことである。

ミケランジェロの鋭い嗅覚

これまでは、我々の生活にとって、たとえば我々の愛する人々や子供たちとの関係性において、いかににおいが重要かを見てきた。それゆえ、嗅覚を失うと非常に精神的ダメージが大きい。新型コロナウイルス感染症の拡大にともない、無嗅覚症が多く見られるようになった今日では、この疾患に対する関心が高まっている。オランダではこの症状に対して、「coranosmie（コラノズミ）」という新語まで誕生した。「コロナ」と「アノズミ（無嗅覚症）」を合体させた造語である。

幸い、この障害がもたらす影響について、ますます多くの注目が集まるようになってきている。嗅覚障害は非常に苦痛をともない、場合によっては鬱病の原因ともなり得る疾患なのだが、残念ながら今までは蔑《ないがし》ろにされてきた。

嗅覚は、頭部の外傷、あるいは鼻の損傷により失われることがある。ミケランジェロも鼻に損傷を負った際に、においの世界から永久に隔絶されてしまったのだろうか。この疑問に対する答えはミケランジェロの専門家であり、ソムリエでもあるオーストロムが次のように語っている。「ミケランジェロは芸術家として名高かっただけでなく、大変なグルメでもあった。トスカーナ州の白ワイン、ヴェルナッチャ・ディ・サン・ジミニャーノについて、彼が最初に書き残した有名なテイスティングノートは『噛みつかれ、接吻され、舐められ、誘惑され、そして陶酔させられる』というものだ。ミケランジェロは現在も存続する『ニッタルディ』というキャンティ・クラシコのワイナリーのオーナーでもあった。それくらい、美味しいワインに目がなかった。だから私は、ミケランジェロの嗅覚は健在であったと信じている」

オーストロムの説は正しいと、私は直感した。ワインは舌ではなく、鼻で味わうものであることを忘れてはいけない。ワインからにおいを取り除けば、単に酸味、甘味、塩味、苦み、うまみしか感じないのである。ここににおいが加わることによって、花、果実、樹脂、樹木の香りがワインをより味わい深いものにしている。

よって、ミケランジェロの鼻は「幸運」にも一つの機能を失っただけですんだのである。しかし、その失われた重要な機能、つまり見た目、そして美しさも決して軽視するわけにはいかない。鼻は文字どおり外の空気を取り込むことにより、また、他人になんらかの印象を与えることにより、我々を社会と結びつけている。人は鼻で互いの感情のにおいを嗅ぎ分け、また鼻の形によって相手を判断したり、あるいは自身が判断されたりする。つまり鼻はある意味、社会性を担う器官なのである。

2章 人格を表す鼻

顔の科学、あるいは観相学の原理

「なぜ、鼻は身体のほかの部分よりも突き出ているのか」について、アリストテレス（紀元前三八四〜前三二二）は思索した。この有名な哲学者の鼻に関する見解は今日の学者とはかなり違っている。アリストテレス曰く「第一に、鼻は脳にとっての流し台のようなものである。脳を浄化し、脳から出る粘液（痰とも呼ばれる）を流し出す場所なのだ。そのため、身体のほかの部分を汚さないように突き出ている。第二に、鼻は顔の美しさを決定するものである。それゆえに誇示され、際立っていなければならない。鼻はにおいを嗅ぎ、顔を飾るものである」

つまりアリストテレスの説では、鼻は完全に勝ち組である。浄化機能と顔の「主役」を担っているのだから。しかし、彼の鼻に関する考察はこれにとどまらない。紀元前四世紀に著した『分析論前書』で、多様な身体的特徴の根底にある意味について述べており、鼻に関しても触れている。この際、すでに確立していた「顔の科学」あるいは「観相学」の学説を参考にしている。この（あまり正確ではない）学説では、身体の外見的特徴はその持ち主の性格を多少なりとも反映しているとされる。

この結論は、身体や顔の軟らかい組織に対して、自分が影響を与えることができる、という考えに基づいている。つまり、耳、口、眉、鼻の形は、性格や行動によって変化し得るというのである。さらに、人と動物に共通する外見的特徴は普遍的な特性として位置づけた。

たとえばアリストテレスは、「勇敢さの象徴とも言えるライオンは大きな四肢を持っている。それゆえ、人間も含め、あらゆる生き物でこの特徴を備えたものは勇敢である」という理論を展開した。アリストテレスはこのような（非常に無理のある、直感的な）方法で鼻を少なくとも七種類のカテゴリーに分類し、それぞれに対応する性格を規定した。

ここで物議を醸したのが、哲学の父であるソクラテス（紀元前四六九頃〜前三九九）の鼻である。ソクラテスはアリストテレスの師であるプラトンのそのまた師である。ソクラテスの鼻は平たく、内部をさらけ出すほど大きな鼻の孔をしていた。大抵の哲学者がそうであったような、額から鼻先までまっすぐ伸びた理想的な「ギリシャ風の横顔」からはほど遠い形状だった。

ソクラテスが自身の形の悪い鼻をどう思っていたかについて、プラトンが書き記している。著書『饗宴』には、ひと際美しい男性としてアルキビアデスが登場し、賢きソクラテスの気を引こうとするも、ソクラテスはまったく取り合わず、次のように言う。


私の目は飛び出しているがゆえに美しい。そのほうがよく見えるからである。同じ理由で私の鼻のほうがおまえの鼻よりも美しい。この広がった鼻の孔のおかげで、私のほうがにおいをより嗅ぎ取

れるからである。

美しい目を持っているからといって、必ずしも美しいものが見えるわけではない、とソクラテスは主張したかったのであろう。その大きなギョロ目と大きな鼻の孔が、彼を美しいものへと導いてくれる。つまり、美しいものを認知するために、自身が美しくある必要はない。これはたしかに真実である。自身がどれだけ美しくても、美しいものを認知できなければ、なんの意味もない。

感覚器官というものは、1章（ミケランジェロ）でも見てきたように、（認知される）対象とも（認知する）主体ともなり得る。しかし、鼻の外見的形状は決して軽視されるものではなかった。なぜなら当時の概念では、鼻の形は単なる外見的特徴ではなく、内面を表すものでもあったからである。

アリストテレスの観相学の原則に従えば、ソクラテスは怠け者で、うぬぼれが強く、信用できない曲者《くせもの》ということになる。この地球上に現れた最も賢い部類の人物として認識している我々にとっては、少し違和感を覚える。外見と内面が矛盾する「ソクラテスの鼻」は彼の死後も長いあいだ論争の的となった。

十六世紀になって、改めてソクラテスの鼻の謎に取り組んだ科学者がいた。ジャンバッティスタ・デッラ・ポルタ（一五三五〜一六一五）が特に注目したのが、人と動物の外見的類似性だ。これに従えば、ソクラテスの豚のような鼻からは過剰な欲望と知性の欠如が読み取れる（ただし今日の科学では、豚は非常に賢く共感性もあることが分かっている）。

前述のような内面的特徴がソクラテスとはまったく合致しないので、デッラ・ポルタはソクラテス

形状	特徴
細くて、長い	勇敢、好奇心が旺盛、怒りっぽい、うぬぼれが強い、良くも悪くも影響されやすい、心が弱く信じやすい
長くて、下向き	賢い、謙虚、正直、信頼できる、交渉がうまい
幅広く、長い	好色家、恋愛の達人
真ん中が広がっている	うぬぼれが強い、おしゃべり、嘘つき
鋭い	こだわりが強く、優柔不断
太くて、上向き	勇敢で誇り高い、欲深い、嫉妬心が強い、嘘つき、うぬぼれが強い、悲観的、人間関係が下手
鉤鼻(真ん中あたりで盛り上がっている)	慎重で策略的、非常に勇敢、立派な行動を取り約束を守る

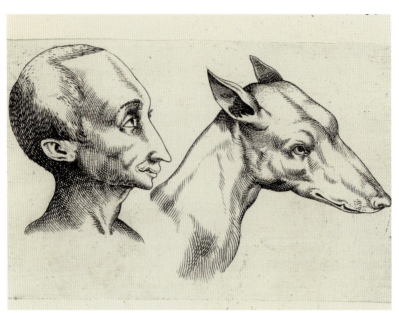

ジャンバッティスタ・デッラ・ポルタ著『*De Humana Physiognomonia libri*(人間の観相学)』(未邦訳)1586年。犬のような顔の人は犬のような行動を取る。

のように内面と外見が矛盾する動物を必死に探した。その結果、やっとの思いでたどり着いたのが「鹿」である。ソクラテスと同じようにギョロ目で、大きな鼻の孔をしている。つがいを巡っては理性を失うが、通常は極めて知的な動物である。

顔の科学は、古代ギリシャの時代から何世紀もあとまで、形を変えながら受け継がれていった。10章、14章で詳述する「鼻科学」「骨相学」はこの観相学から派生したものである。しかし、それらの話に及ぶ前に、もう少し遠い過去の時代にとどまっていよう。なぜなら、名実ともに偉大な鼻が数千年前に現れたからである。このあまりにも有名な鼻は、今日でも知らない人はいない。この世界的に有名な嗅覚器官は地上で最も権力を欲しいままにした、とある女性のものであった。

3章　歴史を変えた鼻

物議を醸したクレオパトラの美しさ

史上最も有名な鼻は紛れもなくクレオパトラ七世（紀元前六九〜前三〇）の鼻であろう。彼女は指導者としての素質に恵まれたばかりでなく、多くの有力者たちを手玉に取る術を心得ていた。そして彼女の夫（弟でもある）プトレマイオス十三世（紀元前六二頃〜前四七）とともに巻き込まれた権力闘争の際には、ローマのジュリアス・シーザー（紀元前一〇〇〜前四四）を誘惑し、ライバルである親族の先を越して自身の味方につけた。

どうしたかというと、クレオパトラは自身をペルシャ絨毯《じゅうたん》で包み、贈り物として未来の愛人となるシーザーのもとに届けさせたのだ。使いの者はうまい具合に、ただ呆然としているシーザーの足元に彼女が現れるよう絨毯を転がして広げた（成功させるためにかなり練習したはずだから、彼女はおそらく痣《あざ》だらけだっただろう）。

クレオパトラの細部に至るまで計算し尽くされた演出で、シーザーは難なく彼女の意のままとなった。つまり、クレオパトラの大胆かつ機知に富んだ発想が彼女の地位を確固たるものにしたと言える。ただし、それだけではない。数学者のブレーズ・パスカル（一六二三〜一六六二）は著書『パンセ』において、次の有名な言葉を残している。

クレオパトラの鼻がもう少し低かったら、世界の歴史は変わっていたであろう。

つまり、立派な嗅覚器官なくしては、クレオパトラはその地位を築けなかったと言っているのだ。転じて、歴史の流れは偶然の積み重ねであり、一見些細に見えることがのちに大きな影響を及ぼし得る、という意味で使われるようになった。

パスカルのこの言葉は、観相学と関連づけて考えると納得できる。観相学の原則に従えば、クレオパトラの大きな鼻は権力と知性の表れである。つまり、大きな鼻が示す知性なくして、クレオパトラがこのような戦略的ゲームを操ることはできなかった、とパスカルは言いたかったのである。

パスカルのこの言葉のおかげでクレオパトラの鼻は現在もその高さで有名だ。しかし、本当にそれほど高かったのだろうか。また、しばしば描かれているように本当に鉤鼻だったのだろうか。実際のところ、その事実を明らかにする証拠はどこにもない。

クレオパトラが生きていた時代には、彼女の鼻はまっすぐに描かれていたり、あるいは鉤鼻に描かれていたりしており、その大きさもまちまちだった。

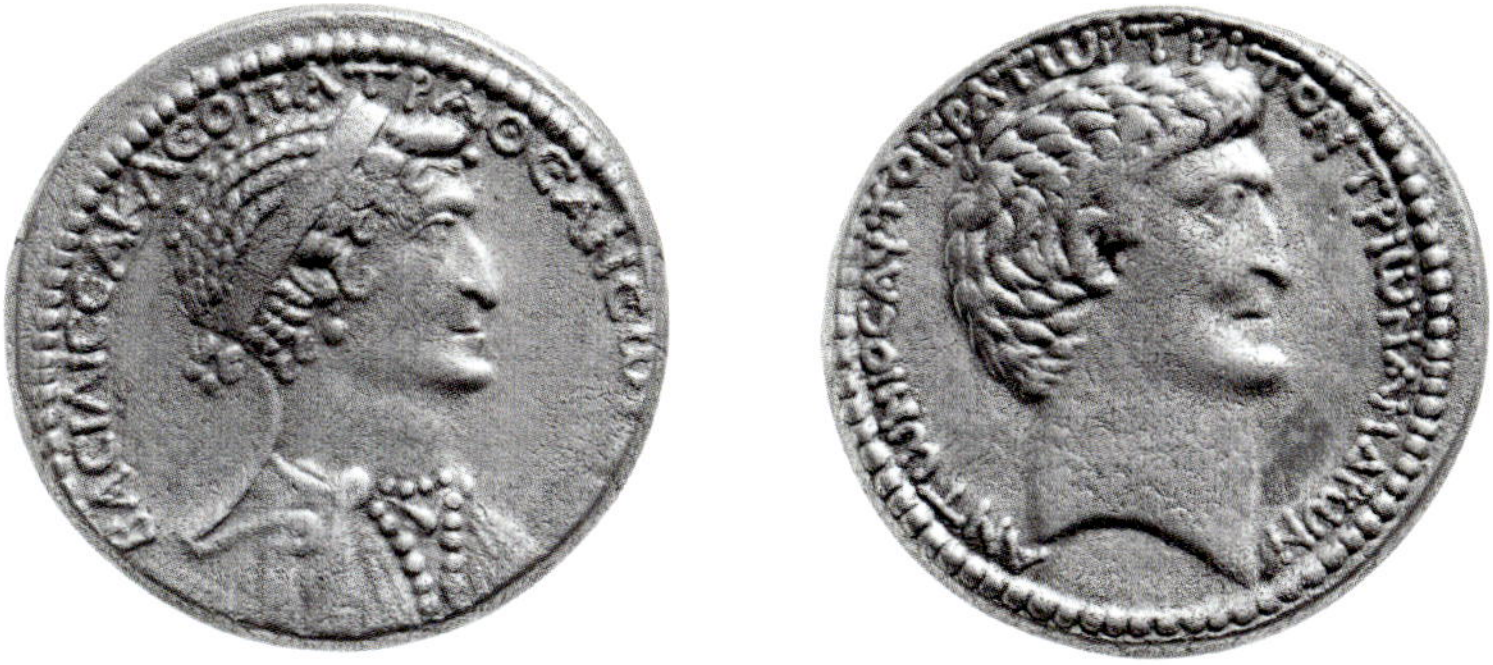

約2000年前のテトラドラクマ銀貨。左：明らかに鉤鼻に描かれているクレオパトラの横顔。
右：マルクス・アントニウスの横顔。

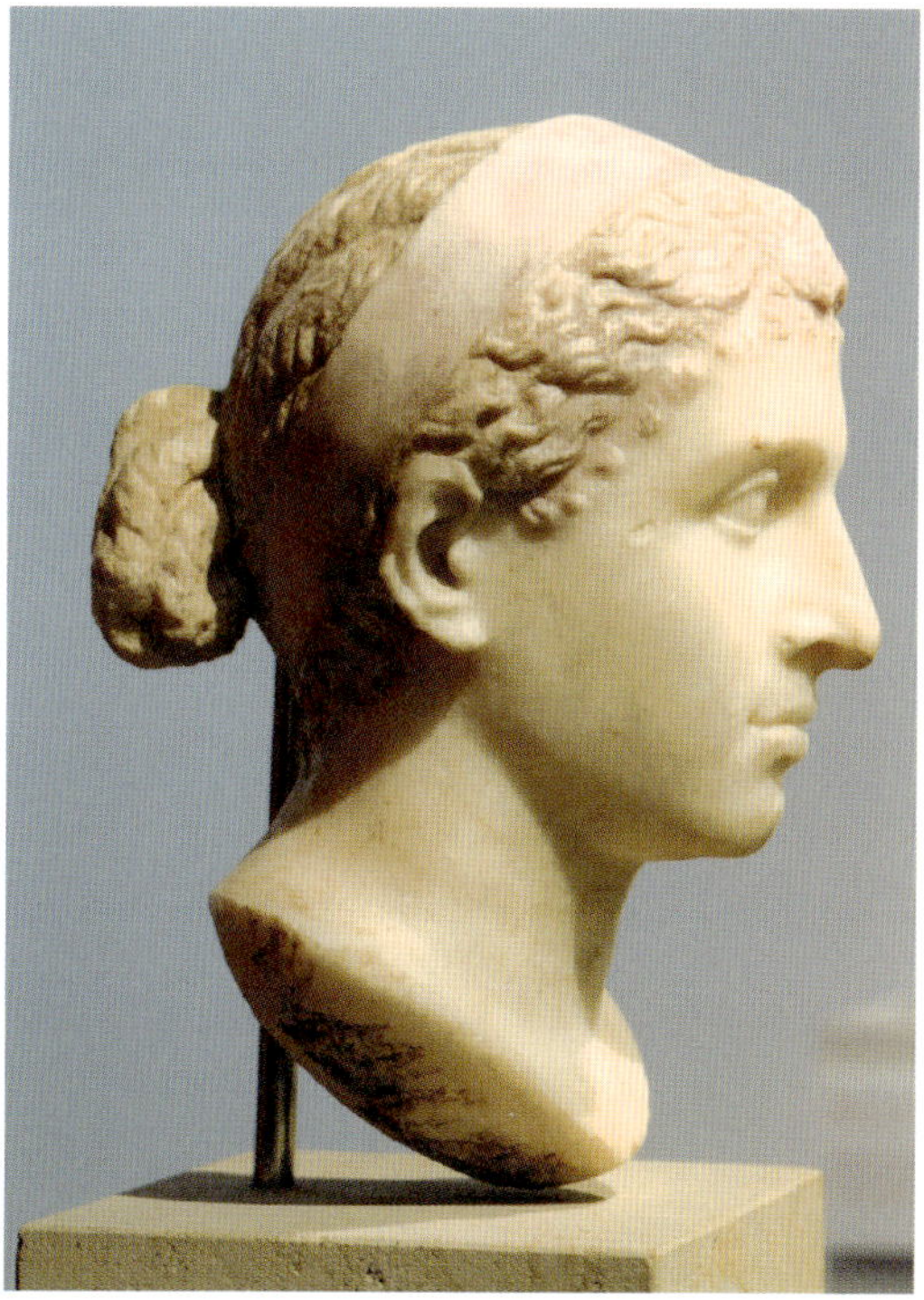

クレオパトラ7世の像。紀元前40～前30年頃。この像はまっすぐな鼻をしている。

彼女がマルクス・アントニウスと統治していた時代のローマの貨幣には、鼻先が下向きの鉤鼻で描かれている。一方、およそ紀元前四〇〜前三〇年頃に作られた大理石の胸像はより女性らしく、まっすぐな鼻とふくよかな唇をしている。

このような食い違いが生じたのは主に造幣事業者の異なるアプローチによるところが大きい。古代ローマ時代の貨幣の像はより「理想的」な姿に描かれていたが、ヘレニズム時代、およびプトレマイオス治世下では、リアルな像が貨幣に刻まれるようになった。

ローマの職人たちは、男性支配者、たとえば彼女の夫であったマルクス・アントニウスと同じ特徴をクレオパトラに与えることで、当時女性としては非常に珍しかった専制君主としての地位を正当化しようとしたと思われる。

では、実際のところ、クレオパトラの容貌はどのようなものであったのか。これには様々な意見がある。少なくともフィクションにおいては、彼女の美しさは常に称えられている。特にシェークスピアは、見たこともないクレオパトラについてこれでもかと褒めたたえている。たとえば、かのナイルの女王について次のような記述がある。

いくら慣れっこになっても珍しい。
どんな色好みもほかの女には食い飽きをするが、
あの女だけは、ああ旨かったと思う口の下から食欲を起こさせる。

（坪内逍遥訳『アントニーとクレオパトラ』（国立国会図書館デジタルコレクション）、第二幕、第二場より引用）

しかし先に述べたとおり、実際のクレオパトラがどんな容姿だったかはほとんど分かっていない。エジプト研究者であるドーラ・ゴールドスミスは次のように述べている。

現存するクレオパトラの肖像には、いずれも写真のような正確性はない。実際の彼女の容貌がどのようなものであったかは確認しようがないのだ。

二〇〇七年、ニューカッスル大学の研究者たちはこれに異を唱えた。その新聞記事の見出しは、「クレオパトラは我々が考えていたほど美しくはない」だった。古代ローマの貨幣に基づき、彼女は「狭い額、鉤鼻、薄い唇、尖った顎の持ち主」で、「美しさとはほど遠い」と書かれ、「醜い」という言葉さえ使われていた。しかし、こうした研究者たちは自身が現代の「色眼鏡」を通して見ていることに気づいているだろうか。たとえ、貨幣に刻まれたクレオパトラの肖像が実際の容貌を表していたとしても、当時の美の基準がいかなるものであったかは分からないのだ。現代の基準で美しいとされているものが、当時もそうだったとは限らない。

ごく短いあいだにも美の基準が劇的に変わることを忘れてはならない。たとえば映画の場合、一九二〇年代から三〇代にかけて、ハリウッドでは薄い唇が理想とされていた。そのため、実際の唇よりも小さく描かれ、長くてエレガントな口角が強調された。その後、一九九〇年代になると再びふくよかな唇が流行し、「アヒル口」がソーシャルメディアに溢れ返った。

よって、何千年も前の「美」が現代とはまったく異なることを認識しなければならない。

さらに、美の認識には、目だけではなく、ほかの感覚器官も関わっている。前出のゴールドスミスによると、においによっても人としての魅力を高めることができるそうだ。そのため、古代エジプトでは、樹脂でできた円錐状のお香をカツラの上にのせていたらしい。蜜蠟と混ぜ合わせたお香の「冠」は視覚的にも嗅覚的にも魅力をかなり増幅させたのである。クレオパトラもまた香料や香水の愛好家であり、ヘビーユーザーであった。たとえば愛用の高価なメンデシアンの香水は、没薬《もつやく》と桂皮の強い香りを放つ。ゴールドスミスらによって再現されているので、現在でもそのにおいを嗅ぐことができる。

さらに、当時の記録では、クレオパトラの声は蜜のように甘く、機知に富んだ会話の達人であったと記されている。

美を視覚的にとらえるのは、特に現代における西洋人の先入観であり、普遍的なものではない。「美」は人の目だけではなく、耳、手、および鼻によっても認識される、と語ったマーク・ブラッドリー博士は、次のようにも述べている。

古代ローマにおいて詠《うた》われた詩の中では、小さな鼻の女性が常に美しいとされていた。しかし、当時は従順さも美しい女性の条件であった点を考慮しなければならない。つまり、崇拝および尊敬に値する女性の鼻が大きかったからこそ、新たな美の概念が生まれたのだ。鼻の大きさはいついかなる場合も、当人の優位性を示していた。よって、過去における美しさとは今日の認識よりもはるか

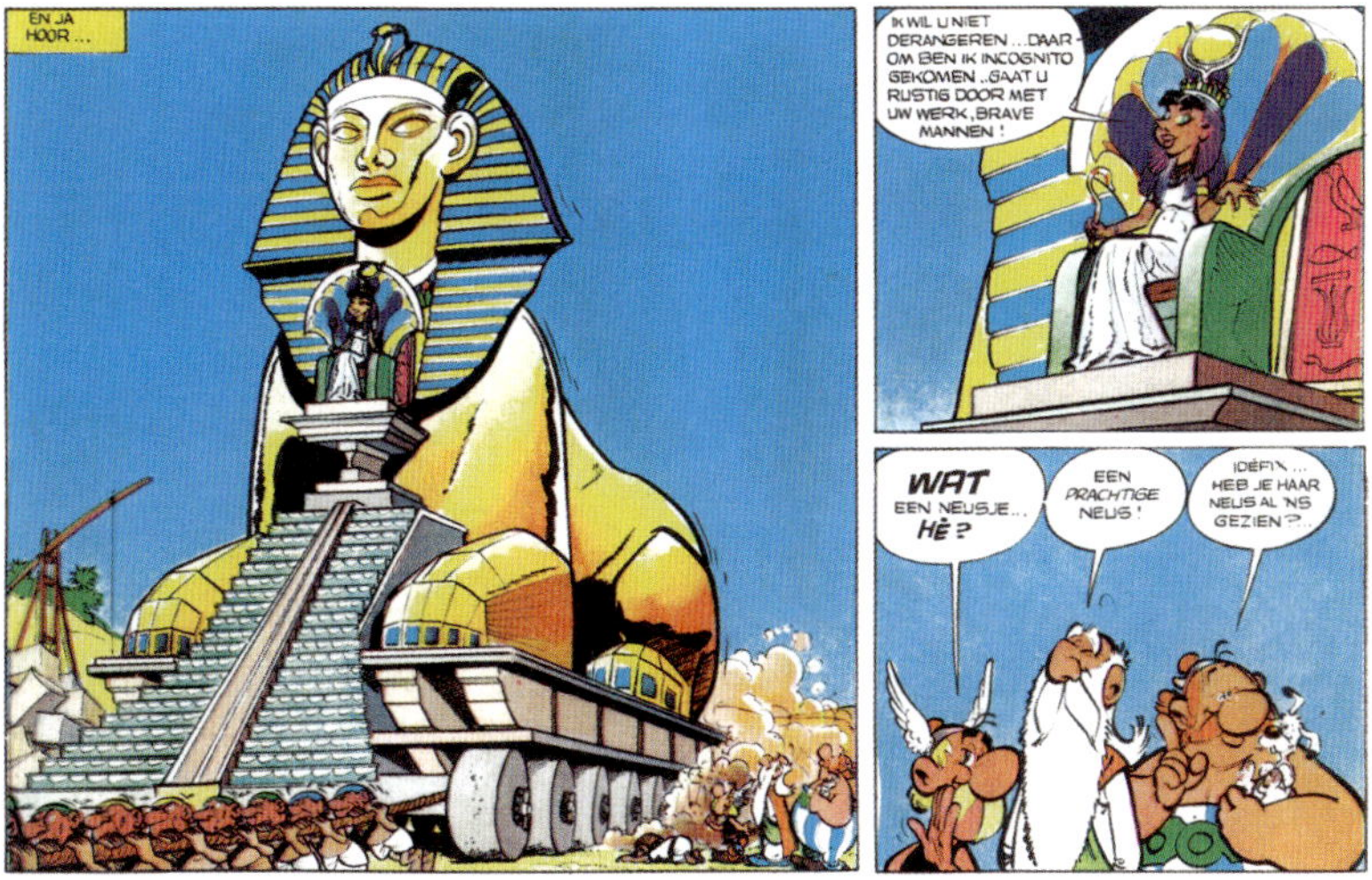

『*Asterix et Cleopatre*（アステリックスとクレオパトラ）』の一場面。
クレオパトラの鼻は長くて、尖っている。

に柔軟性があったと言える。

鉤鼻であるか否かを問わず、どういう女性が美しいかという概念は時代とともに大きく変化している。そのため、歴史上の人物であるクレオパトラも二十世紀においては非常に控えめな鼻の女性として再解釈されている。

女優エリザベス・テイラー（一九三二～二〇一一）が演じた、サファイアのような瞳を黒く縁取り、真っ青なアイシャドウを塗って、顔全体を真っ白に化粧しているクレオパトラは我々の脳裏に焼きついている。あまりに派手な化粧のせいで目元しか印象に残らない。

さらに身近な例を挙げると、クレオパトラの鼻からインスピレーションを受けて描かれた、ガリア人のアステリックスとオベリックスのグラフィックノベルがある。作画を担当した、アルベール・ユデルゾ（一九二七～二〇二〇）が描いたクレオパトラの鼻は鉤鼻ではなく、尖った長い鼻になっている。このグラフィックノベルでは、クレオパトラに惚れ込んだドルイド僧のパノラミックスが彼女の「立派な鼻」をことあるごとに称えている。しかし、クレオパトラの魅力に無頓着な仲間のアステリックスとオベリックスはパノラミックスの盲目ぶりにうんざりしている。最終的に、彼らが連れている犬のイデフィックスのほうが嗅覚においてクレオパトラの立派な鼻よりも優れていた、というのがオチだ。

伝説となった鼻

大きな鼻を持つ女性として、私はクレオパトラと比較されることを誇りに思うようになった。もちろん、実際の彼女の鼻は案外小さく、可愛い上向きだったかもしれない。ときとして、イメージは真実にとって代わる。ましてや、写真などが残されていない場合、視覚的な遺物、つまり芸術作品が唯一の手掛かりとなる。それでも、過去の片鱗を垣間見ることができるのは幸いだ。

4章 立派な鼻は保存しなければならない

鼻の博物館「ナソテック」

クレオパトラの鼻のように、その存在感を誇示し続ける鼻もあれば、失ったことにより有名になった鼻もある。過去の王や神々、伝説の英雄などの像の多くは、顔の中央にぽっかり穴が開き、本来の魅力が失われている。

本物と同様、作り物の鼻も脆弱である。像が倒れたり、物に当たったりした場合、真っ先に破損するのは鼻である。また大理石など、素材によってもその脆《もろ》さが左右される。

こうやって取れてしまった鼻は、自然の風化によって消失したり、石切り場に運ばれてほかの石材と一緒に積まれたりしていたのだろう。どれだけ多くの鼻が宮殿などのひび割れを埋めるために使われたことか。バチカン市国のサン・ピエトロ大聖堂の壁にジュピターの鼻が、どこかの洗礼堂の土台にヴィーナスの鼻が紛れ込んでいるかもしれない。

しかし、鼻を失った本体の像のほうは、きちんと保存され、展示もされた。ところが十九世紀になって、コペンハーゲンにあるニイ・カールスベルグ・グリプトテク(造形美術館)の修復技術者たちは、鼻のない状態で像を展示することを見苦しいと感じるようになった。そこで、同館に収蔵されていたギリシャおよびローマの彫像コレクションのほとんどに「隆鼻術」を施し、各彫像に合わせてカスタマイズされた鼻を新たにつけることになったのである。

当時は新古典主義が流行していたので、古典への回帰を目指す一方で修復や真正性に対する考えは今日とはかなり異なっていた。

今日では、修復の際にオリジナルの素材を使用することにこだわるが、当時は鑑賞者がより感動できるような輝かしい状態で展示することを良しとし、修復者は自身の創造性を盛り込む傾向にあった。

しかし、第二次世界大戦後に再び真正性に対する考えが変わった。そこで、あとから付け加えられた鼻は再び職人の手によって取り除かれることになった。この大掛かりな作業は一九八一年に実施され、何十もの鼻が取り除かれた。とはいえ、これらの鼻は幸いにもきちんと保存されており、どの像から取り除いた鼻か分かるように管理されている。

誰が考えついたのか、この取り除かれた鼻だけを展示するという妙案を思いついた人にこそ感謝したい。様々な形、大きさ、色の鼻だけが陳列されているこの博物館は非常に興味深く、不思議な景観を呈している。

問題の多い人工鼻

このような鼻のみが展示されている博物館を「ナソテック」と呼ぶ。鼻を意味する「ナソ」とコレクションを意味する「テック」を合わせた造語だ。ここでは鼻が主役であり、何百もの鼻をガラス越しに見ることができる。

なぜかスカンジナビア人は鼻にご執心なようで、スウェーデンのルンド大学にもナソテックがある。おそらく、デンマークのナソテックに触発されたのだろう。

デンマークのナソテックにおいて注目すべき展示品は、なんと言っても金属で作られた鼻の模型だ。驚くことに、この持ち主は像ではなく生きた人間だった。しかも、ほかでもないあの有名な天文学者ティコ・ブラーエ（一五四六〜一六〇一）である。

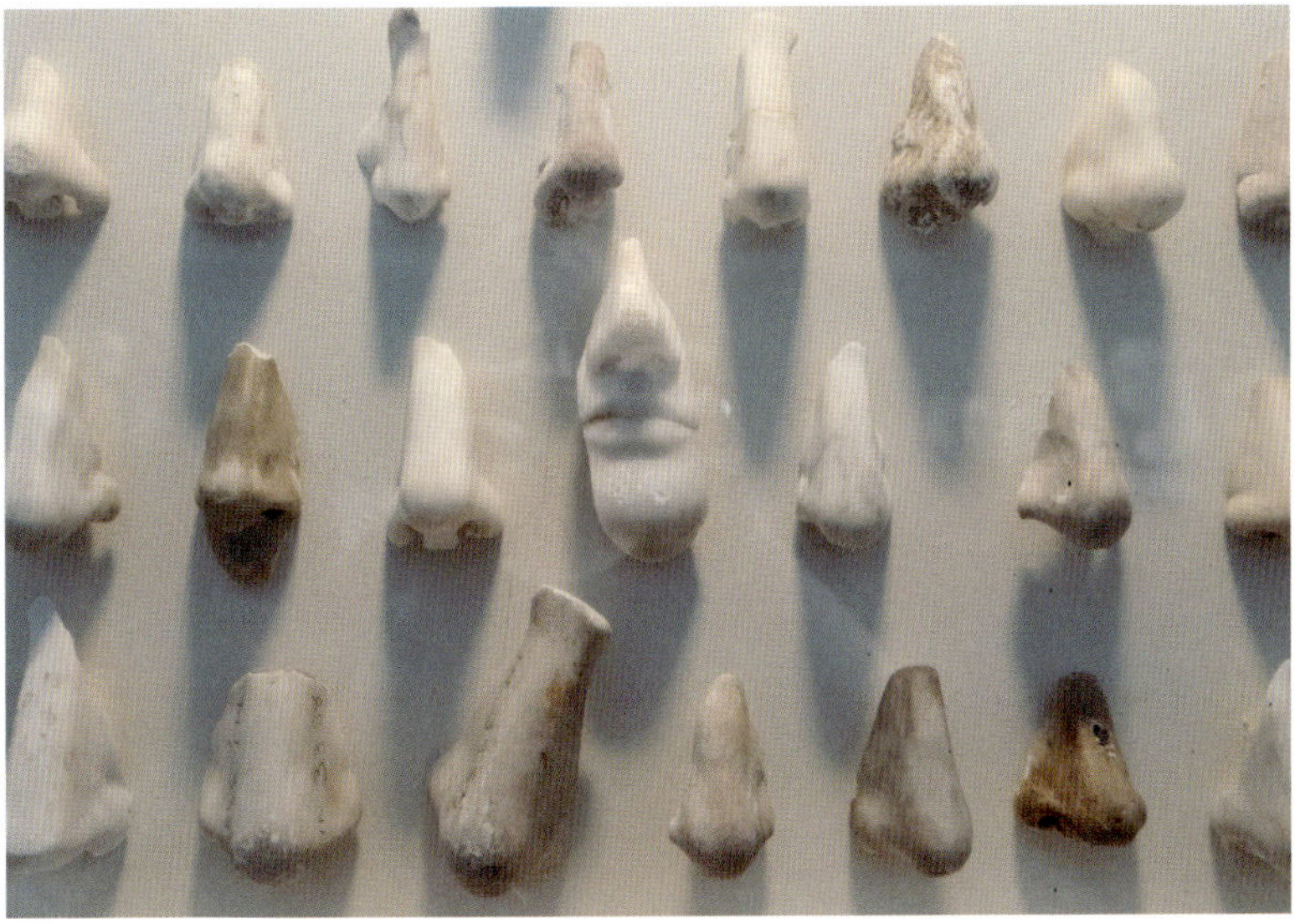

コペンハーゲンにあるナソテックの鼻コレクション。

ティコ・ブラーエは長いあいだデンマーク王室で働いていて、ミケランジェロと同様に自身の専門分野に大変な自信を持っていた。ある日、同級生とどちらが優れた天文学者であるかについて口論となり、ついには決闘にまで至った。その結果、ブラーエの鼻はひどく損傷し、残りの人生をずっと人工鼻をつけて過ごした。鼻が誇りであった時代背景を鑑みれば、自尊心のある男性にとって、そして彼のように上流社会に属している者であればなおのこと、鼻を失うという大きな損傷がその後の人生の汚点となったことは想像に難くない。

ブラーエと同時代の探検家ファインズ・モリソン（一五六六～一六三〇）は次のように述べている。

鼻を削ぎ落とされたので（中略）彼は自身と同じ階級の妻《めと》を娶る資格がないことを承知していた。

だからこそ、ブラーエは生涯孤独な人生を送らざるを得なかったと。

近世における鼻形成術を専門とする歴史家エミリー・コックによれば、ブラーエは鼻を損傷して以後は愛人を持つこととしかせず、とある宴会の直後に不審な死を遂げたそうだ。

ブラーエの死因を究明するために、そして彼の鼻についてもう少し詳しく調べるために、二〇一〇年に墓が掘り起こされた。それまでは、水銀による毒殺が疑われていた。しかし調査の結果、致死量の水銀は検出されず、人工鼻本体は銅と亜鉛の合金で作られていたことが判明した。

版画や絵画に描かれたブラーエの顔に人工鼻が再現されることはほとんどなかった。だが注意して見れば、たとえば、ジャック・ドゥ・ヘイン（一五六五～一六二九）作の版画には、ブラーエの鼻梁にいくつかの細い線が入っている。

ナソテックの意義

歴史上の多くの鼻が消失してしまっている中、ナソテックのおかげで、一部の鼻はそれ自体で鑑賞の対象となり、時の流れに風化することなく保存されている。さらに、顔から切り離されているおかげで、我々の想像力をよりいっそうかき立ててくれる。鼻はかつて、人の容貌を特徴づけるだけでなく、地位を示す重要な要素だったので、我々はもっと関心を持っていいはずだ。

その上、万が一、未来の博物館員の気が変わり、やはり像には鼻があったほうがいいと判断した場合、パズルのピースを正しくはめるかのように、像に鼻をつけることもできる。

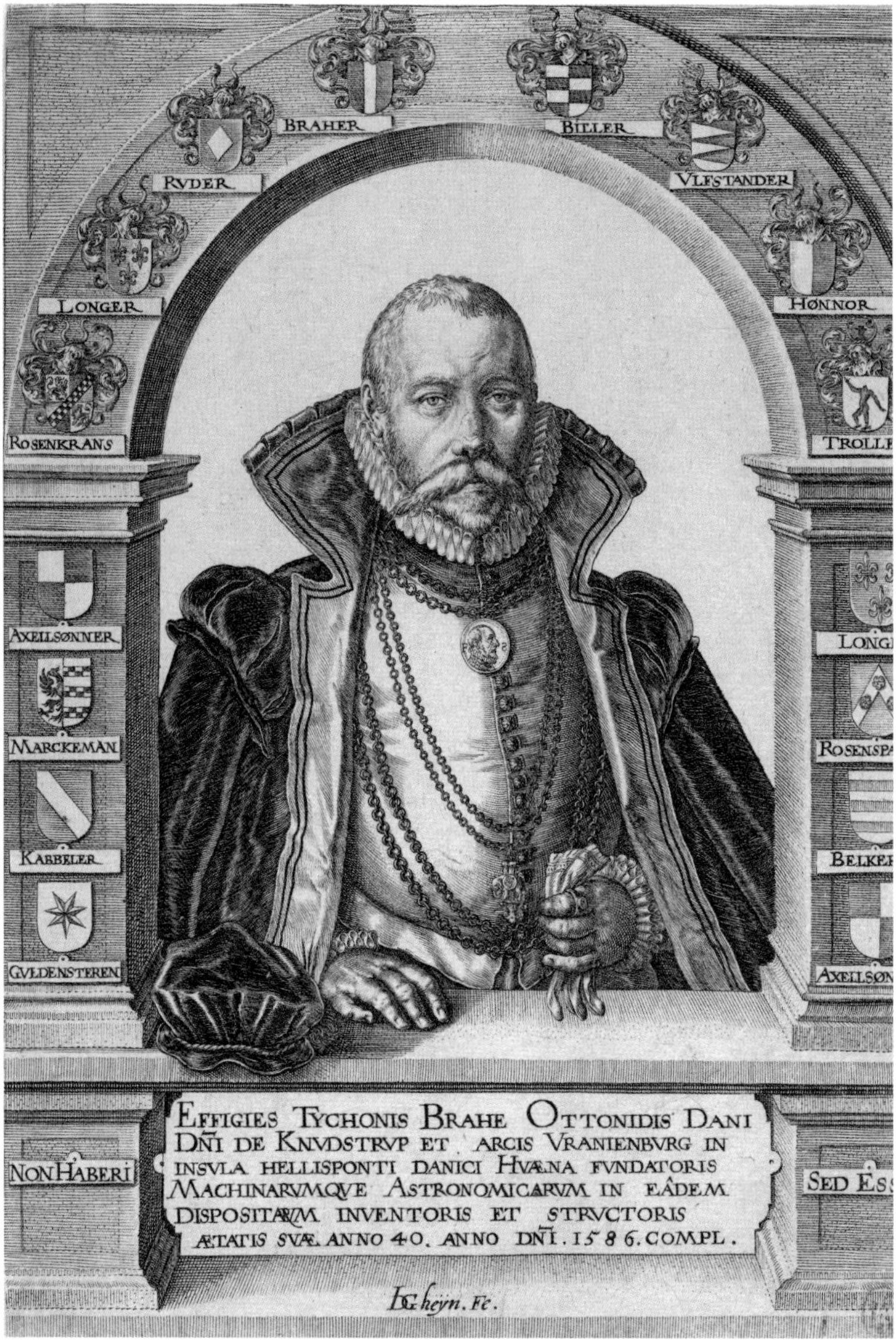

ジャック・ドゥ・ヘイン作『ティコ・ブラーエの肖像』1586年。
人工鼻と思われる部分にかすかに細い線が入っている。

5章 デナスタシオ（鼻を取り去ること）と梅毒

失って初めて、大切さを知る

すべての鼻がナソテックの場合のようにきちんと保存されていたわけではない。しかし、消失してしまったがゆえに物語が生まれることもある。失ってみて初めてその意義を知ることは、人生においてもよくある。

彫像や絵画から鼻がなくなるのは、必ずしも偶然の事故によってだけではない。そこに、なんらかの意図があったとすれば、失われた鼻について研究することは歴史的にも意義がある。

デナスタシオと神的存在

故意に像から鼻を取り除いたり、傷つけたりすることがたまにある。このような行為によって鼻が失われることを「デナスタシオ」と言う。最初にデナスタシオが行われたのは、遠く古代にまでさかのぼる。

考古学者マーク・ブラッドリーによると、失墜した皇帝や異教の神々の像は特にデナスタシオの標的となった。なぜなら当時は、人が鼻から息をするように、像はその鼻があることによって神的な生命を宿していると考えられていたからである。

ニューヨークのメトロポリタン美術館のキュレーターで、エジプト学者でもあるアデラ・オッペンハイムは「墓泥棒たちは、墓を見守る像の神性をなくすために、その鼻を取り除いた」と語っている。つまり、墓泥棒たちは像の鼻を取り除くことで、神の目を気にせずに堂々と盗みを働けたのだ。

冷たい石で造られた像を神格化するには特別な工程が必要だった。まず香油を塗るか、お香を焚くかしなければならない。そうすることで、その像は神性を宿し、畏敬もしくは懇願の対象となる。ここで使われる香油は乳香（ボスウェリア属の樹木から分泌される樹脂であり、イエス・キリストの誕生の際に捧げられたお香でもある）や没薬などだった。

これらの香油は、エジプト語で「snTr」と表記され、文字どおり「神格化する」という意味がある。「キリスト」の語源も「香油が注がれた」という意味があり、忘れ去られたかつての儀式に由来する。

よって香りは、神々の世界と人間の世界を繋ぐ唯一の手段なのである。実際、香りを通す以外には神々と交わる方法はないと考えられていた。神の気を引くには、その像の前に供物としてお香を捧げるのが最も効果的だと信じられていた。お香としてよく使用されていたのが樹脂である。樹脂は加熱してから長時間くすぶり続け、いい香りが長く保たれるからだ。

こうした風習から、新約聖書において東方の三賢者が金とともに乳香や没薬をイエス・キリストへの贈り物として携えてきた理由が分かる。つまり、生まれたばかりのイエスを単に高貴な存在ではなく、神聖な存在として認めたのだ。

ゴブレットに入れられた金色のお香は煙となり、神々のように無形で芳香を放つ。古代ローマでは、お香を供物として捧げることを「Per fumum」(ラテン語で「煙を通して」の意味)と言い、今日もパフューム(香水)という言葉で残っている。現代の香水はいいにおいのする液体を瓶詰めにして、ただその香りを楽しむだけのものだが、その起源はよりスピリチュアルな意味合いを持っていたのだ。

神々は香りを通じて応答してくれる場合がある。その際、樹木やバジルなどの香草からいい香りが立ちのぼると言われている。たとえば、近くで甘い銀梅花(マートル)の香りがすると、アフロディーテがあなたになんらかの啓示を与えてくれているのだ。

中世では、神が信者に応えるとき、その信者の息は甘い香りがすると信じられていた。そのような甘い息を吐く者は最高の神聖性が付与されていると見なされた。オランダにもスヒーダムの聖リドヴィナ(一三八〇~一四三三)という、「神聖な香り」を放った聖人がいる。

においとは、現世と来世、あるいは現実の世界と神秘の世界を容易に行き来できるものだった。また、呼吸をすることと、においを嗅ぐことが実質的に同じ動作であるがゆえに、鼻は身体の中で最も重要な器官として位置づけられていた。だから、たとえ石像だとしても、鼻のない状態は悲劇的としか言いようがない。

静かに落ちた鼻

世界最大級の像、ギザのスフィンクスの鼻が消失したのも、神の力を奪うためだったのだろうか。ファラオの頭に獅子の身体を持つこの像は五千五百年間、ナイルの西岸に位置する三大ピラミッドを睥睨《へいげい》している。世界最古の記念像は、全長七十三メートル、幅十九メートル、高さ二十メートルもの大きさがある。ここから推測すると、鼻だけでもおよそ二・五メートルあり（自由の女神の鼻よりも一メートル長い）、左右の鼻翼間は約一メートルだ。

今日では、鼻のあるスフィンクスはもはや想像できない。しかし、私が大学生だった頃、宗教心理学の教授からもらった一冊の本の表紙には、なんと鼻のあるスフィンクスが描かれていた。本書を執筆するに当たり、この絵になぜ違和感を覚えたのか初めて分かった。

多くの人たちは、この巨大な嗅覚器官が時の流れと気候により風化して消失したと考えていた。鼻は軟らかい砂漠の砂の上に静かに落ち、大きなくぼみを作って、次第になくなっていった、と。このような考えが個人的には好きだ。ある日、通りすがりの人が何かがおかしいことに気づく。そして、二度見をした挙げ句にスフィンクスの鼻がなくなっていることに驚愕する。こうした想像をするだけで楽しい。あの巨大な鼻がいきなり落ちたときは、いったいどのような有様だったのだろうか。

ノミの音

しかし、これはあくまでも私の空想で、実際には意図的に取り除かれた可能性が高い。十五世紀にはすでに、イスラム教徒のエジプト人、ムハンマド・セイーム・アルダールが一三七八年に偶像崇拝に怒りを覚えて破壊した、という説が浮上していた。

この説が事実かどうかは定かではないが、ナポレオンの砲兵が放った砲弾がスフィンクスの顔面に命中したという説が誤りであることはたしかだ。スフィンクスの消失した鼻の調査を行っているスミソニアン博物館は、これに関してより具体的な証拠を示している。デンマークの考古学者フレデリック・ルイス・ノルデン（一七〇八〜一七四二）が一七五五年にスフィンクスを前方および側面から

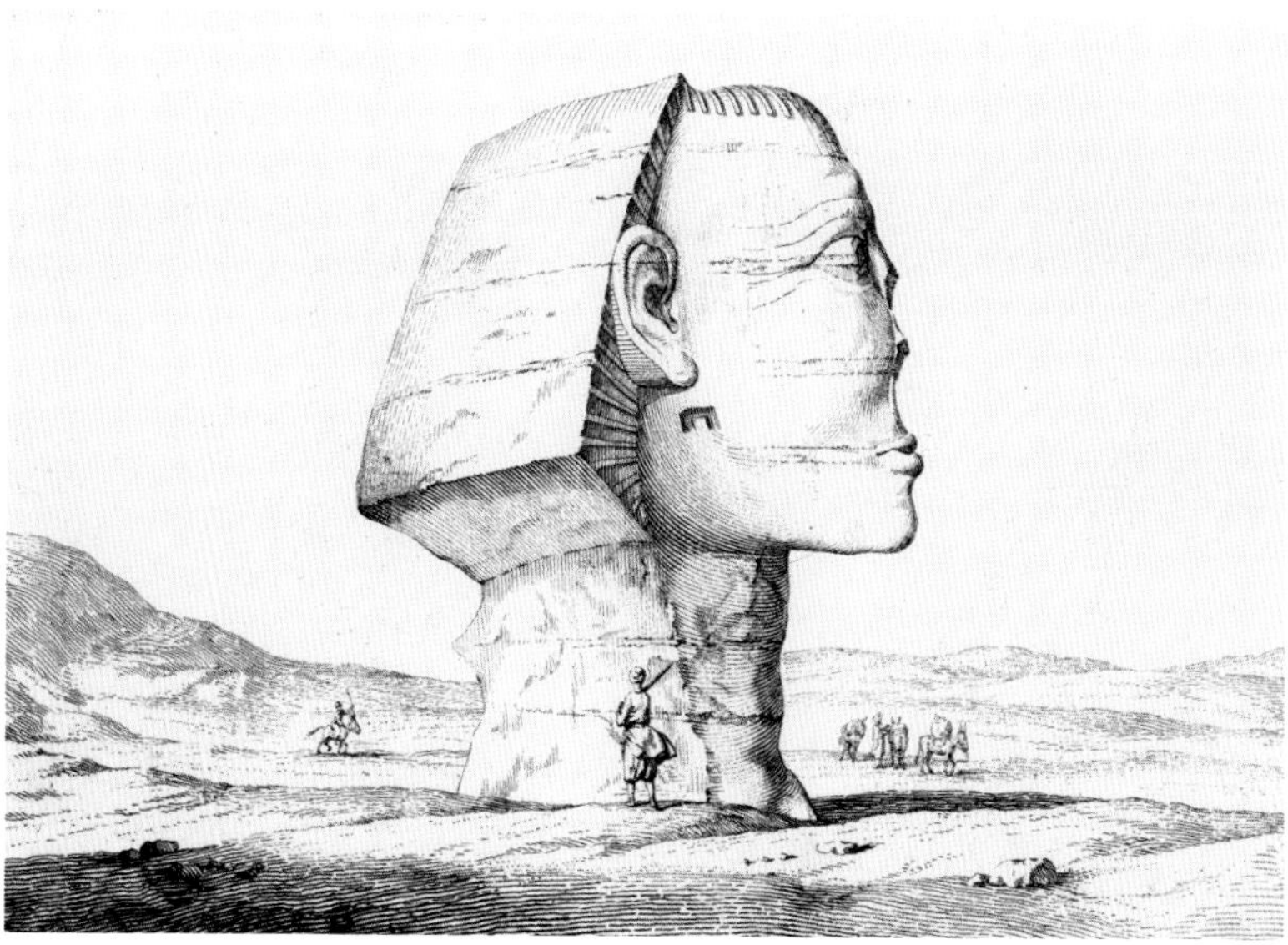

フレデリック・ルイス・ノルデンの著作に掲載された「スフィンクス像の頭部の横顔」1755年。

描いた絵で、すでに鼻は欠損していた。また、アメリカの考古学者マーク・レーナーは鼻の周辺に工具の痕跡を見つけている。

鼻が故意に取り除かれたのだとすると、静かに落ちたのではなく、石を砕く鋭い金属音に続いて陶酔した（あるいは悲痛な）叫びが周囲に響いたであろう。落ちた鼻がいつ、どのように消失したのかは迷宮入りである。風化により粉塵化して舞い散ったのか、ほかの建造物の建材になったのか、判明することはない。唯一の慰めは、スフィンクスの鼻の孔が残っているおかげで、在りし日の姿が想像できることだ。

取り除かれた二つの鼻

過去には像の鼻だけではなく、生きた人間の鼻も意図的に削がれた。たとえば、権力者からその権力を奪う際にもしばしば、そういったことが行われた。ビザンツ皇帝のユスティニアヌス二世（六六八／六六九～七一一）もその一例である。

ユスティニアヌス二世は非常に専制的な君主であったため、敵も多かった。その結果、二度と皇帝になれないように鼻を削がれたのである。当時の規則で、五体満足でない者は統治を許されなかったからだ。この元暴君はのちに「鼻を削がれた者」というあだ名で呼ばれた。

しかし、ユスティニアヌス二世はそれしきのことで屈するような男ではなかった。真鍮《しんちゅう》などではなく、金の付け鼻を装着して、七〇五年に再び玉座に返り咲いた。最終的には斬首の刑に処され、その鼻のない頭はローマおよびラベンナでさらし首となった。

また、ビザンツ帝国のヘラクロナス（六二六〜六四二）も同様の憂き目を見たが、より悲劇的であった。まだ年の若いヘラクロナスが両親と兄弟の死によって突如皇帝になったのを見て、アルメニア人の将軍バレンティヌスは政権を覆す絶好の機会ととらえた。そこでバレンティヌスはヘラクロナスにあらぬ嫌疑をかけ、その鼻を削ぎ落とした。ヘラクロナスはその同じ年に追放された地で孤独のうちに亡くなった。

男性の鼻は自らのヨハネ（男性生殖器）を表す

デナスタシオには権力を奪う以外にも意味があった。下向きで突き出た形状から、鼻は中世において男性生殖器のシンボルと見なされた。それゆえ、大きな鼻は過剰な性欲の表れともとらえられた。このような考えは少なくとも十六世紀まで続いており、医師のローラン・ジュベール（一五二九〜一五八二）が異を唱えたにもかかわらず、鼻の長さと大きさは男性生殖器の大きさと生殖能力を反映している、という迷信まで生まれた。ドイツのことわざ「男性の鼻は自らのヨハネを表す」は、おそらくこうした考えの名残だろう。また、女性の鼻が長い場合は娼婦と結びつけて考えられ、しばしば嘲《あざけ》

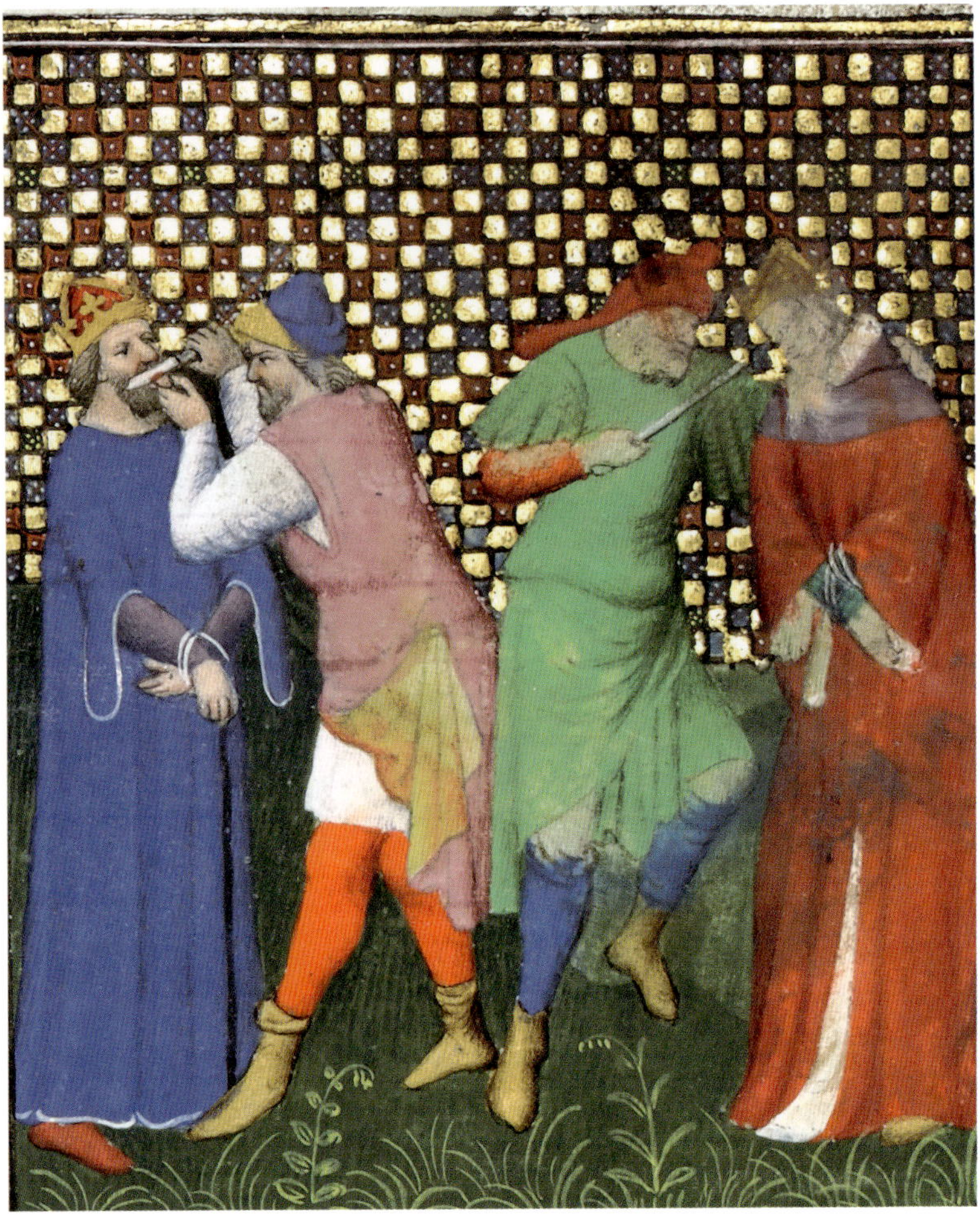

細密画『ビザンツ皇帝ユスティニアヌス2世とフィリピクスの処刑』1413～1415年。

りの対象となった。

さらに、同性愛者も世間にその性癖を知らしめ、恥をかかせるために鼻を削ぎ落とされた。そのため、鼻を削ぎ落とされた者や鼻に大きな怪我している者は同性愛者として世間から冷たい目で見られたのである。また聖像破壊運動が再燃した際には、聖者を貶《おとし》めるためにフレスコ画に描かれた聖者の鼻がしばしば鋭い刃物などで削り取られた。

古代エジプトにおいてデナスタシオはその神性を奪うものであったのに対して、中世ではむしろその対象を貶めることが目的であった。

レンブラントからネットフリックスまで

最後に言及する鼻の消失は、デナスタシオのように故意に行われたものではなく、性行為で感染する梅毒によるものである。梅毒に感染すると、光に過敏になるだけでなく、病が進むにつれて鼻の軟骨にまで細菌が及び、鼻は陥没するか、あるいは完全に消失してしまう。

十八世紀になると、このような外見を隠すために、青いサングラスの下に鼻を覆う金属のキャップがついたものが発明された。ただし、このサングラスをかけて町を歩くと梅毒に感染していることは一目瞭然なので、人々の好奇の目にさらされるはめになった。作家兼ジャーナリストのジェニファー・ライトによると、二十世紀初頭にペニシリンが発明されるまでサングラスには悪いイメージがつ

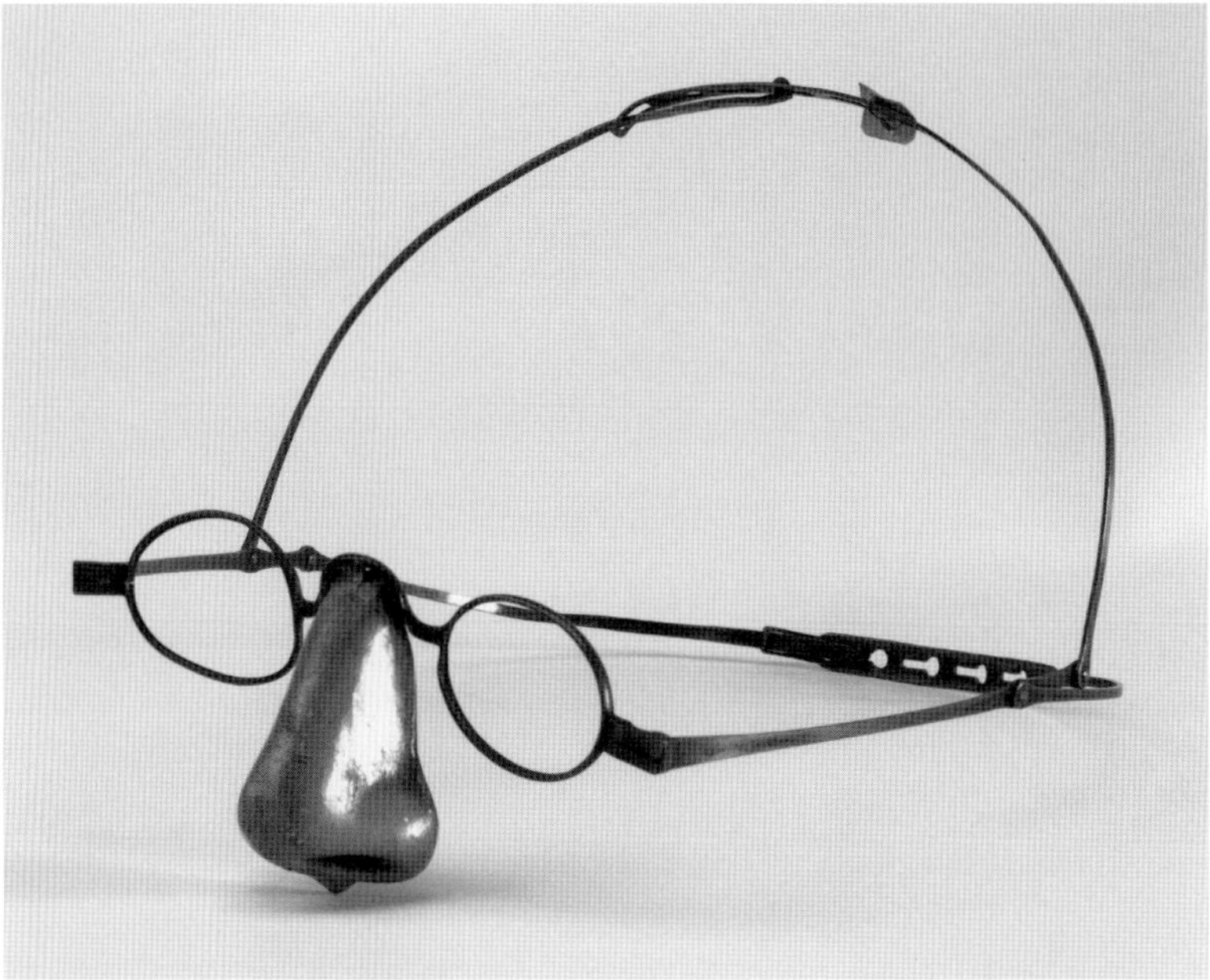

ネットフリックスのドラマシリーズ『The Knick／ザ・ニック』のために復元された「梅毒眼鏡」。

きまとっていた。

ネットフリックスの人気ドラマシリーズ『The Knick／ザ・ニック』（かつてニューヨークにあったニッカーボッカー病院の通称名）で、不実なパートナーに梅毒をうつされたアビゲイル・アルフォードのために、例のサングラスと鼻キャップが合体した装置を作るというエピソードがある。その装置をつけたアビゲイルがいかにも悲しげで、不憫《ふびん》に見えるのが印象的だ。今日ではこのようなサングラスと鼻キャップが合体したものが、ジョン・レノンやジャニス・ジョプリンがかけていたことにより、ヒッピー・ファッションとして肯定的にとらえられている、と前出のライト女史は指摘する。

梅毒の症状は絵画でも記録されている。レンブラントが描いた同時代の画家、ヘラルト・デ・ライレッセ（一六四一～一七一一）

の肖像から、彼が梅毒に感染していたのではないかと考えられている。レンブラントは彼の鼻を鼻梁のない、短い鼻として描いている。馬につける鞍《くら》に似ていることから、このような形状の鼻を「鞍《あん》鼻《び》」と呼ぶ。

レンブラントは現実に忠実で美化しない画家として知られており、自身の肖像画のエッチング（一六二八年頃に制作）でも際立って幅の広い鼻になっている。鼻は最も光を受けやすいので、光の画家として有名なレンブラントが描くことで、その鼻はさらに平べったく見える。

従って、デ・ライレッセの鼻もおそらくレンブラントが描いたとおりの形状であったことは間違いない。ただし、そのような形状になったのは梅毒のせいか、喧嘩のせいかは定かではない。

ジャーナリストのクーン・クレインの調査で、ほかならぬ元アムステルダム国立美術館館長のフレデリック・シュミット・デーヘナー（一八八一～一九四一）が、デ・ライレッセの鼻の「奇形」と問題のある性格とを結びつけていたことが分かった。同館長の説では、レンブラントはデ・ライレッセの歪んだ性格を肖像画に反映させたのだ、ということであった。

魂の醜さがこの猿のような顔に表れている。レンブラントはその観察眼によってヘラルト・デ・ライレッセの内面を見事に表現している。

この不幸な画家の外見が、二十世紀初頭においてもまだ嘲笑の対象であったことが分かる。古典的な観相学が近年まで通用していた証である。幸い、現代ではこのオランダ黄金時代の巨匠、デ・ライ

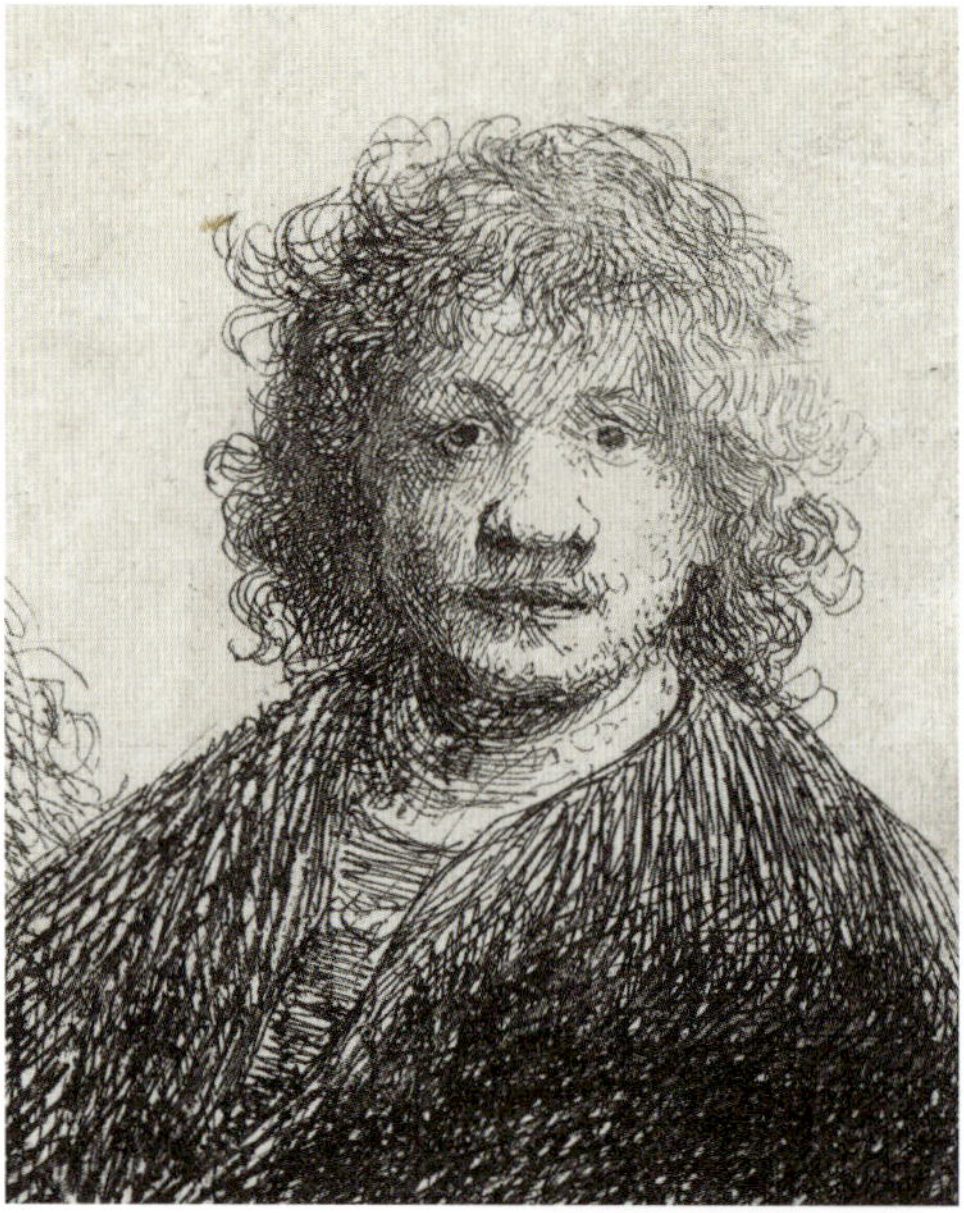

レンブラント・ファン・レイン作
『幅の広い鼻の自画像』
1628年頃。

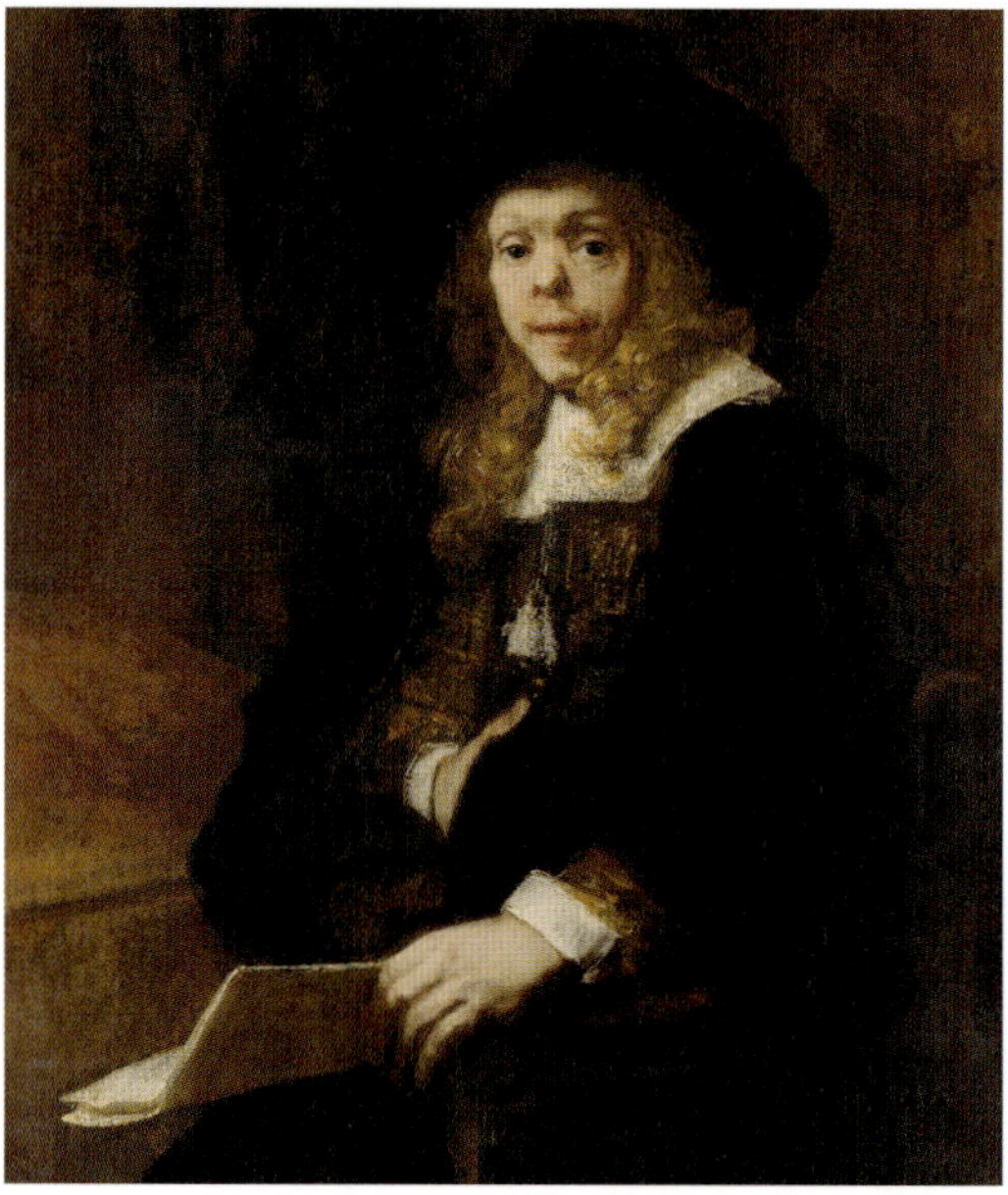

レンブラント・ファン・レイン作
『ヘラルト・デ・ライレッセの肖像』
1665～1667年頃。レンブラントは現実を美化しないことで有名だった。

レッセは同国が輩出した最も偉大な画家の一人として正当に評価されている。また、存命中も非常に人気のある画家だった。

鼻はあるべきか、なくてもかまわないか。永遠に残る鼻はあるだろうか

鼻は脆弱であるにもかかわらず、酸素を吸入するだけでなく、上流社会や神々の国へ入るための重要な手段だった。少なくとも何千年ものあいだ、人々はそのように考えていた。そのため、たとえそれが像であっても（あるいは像であるがゆえに）王や神々には大きく立派な鼻が必須だった。

このことから、昔の富豪たちが自身のデスマスクに耐久性のある素材で鼻を作らせたのも納得できる。しかし、当時は耐久性があると思われた素材が必ずしも永久保存を約束するものではないことは、これまでに見てきたとおりである。それだけに現存する過去の鼻の形を見るのは非常に興味深い。これらの鼻の持ち主は存命中、あるいは死後に、どのような印象を人々に与えていたのだろうか。

6章 見直された鼻の印象

ロレンツォ・デ・メディチおよびダンテ・アリギエーリのデスマスクの話

ルネサンス期は大まかに言えば、一四〇〇年から一六〇〇年を指す。ルネサンスとは、古代の古典芸術、および哲学的思想の復興、再生を掲げた運動のことである。

芸術面では、数学あるいは幾何学的な線遠近法が取り入れられ、文学においては神話などの古典的叙事詩が再注目された。たとえば、ホメロスの『オデュッセイア』や、オウィディウスの『変身物語』などである。神や教会が中心だった中世とは異なり、人間や世俗に焦点が当てられているのもルネサンス期の重要な特徴だ。

しかし、これらの革新的な思想にもかかわらず、鼻に関しては（暗黒の）中世以来の、その人物の性格と地位を示すという考えが根強く残った。そのためルネサンス期で最も著名な二人、ロレンツォ・デ・メディチとダンテ・アリギエーリの生涯にも少なからず影響を与えた。

ロレンツォ・イル・マニフィコ（偉大なロレンツォ）の偉大な鼻

私が交換留学生としてフィレンツェに滞在していたとき、何百年も前に死んだはずのロレンツォ・デ・メディチ（一四四九〜一四九二）に何度か遭遇した。もちろん街中に溢れ返っている彼の絵画のことではない。私が目にした人物は間違いなく、ロレンツォ・デ・メディチの末裔《まつえい》だと今でも信じている。サント・スピリトと呼ばれる、アムステルダムのヨルダーン地区によく似た下町の界隈を、頻繁にうろうろしていた。彼はかの歴史上の人物に瓜二つだった。若干離れている、澄んだ、わがままそうな目、肩にかかった黒髪、前に突き出た顎、やや斜めについている特徴的な鼻。違うところと言えば、高価なローブを身にまとう代わりに、色あせたジーンズを穿き、紙袋に飲み物を入れて歩いていたことだけだ。

その後、私がガイドの仕事をしていた頃もたまに彼を見かけたが、最近になって休暇でフィレンツェに行ったときにはもはや見かけることはなかった。あのやや陰のある人物は本当に有名な歴史上の人物の子孫だったのだろうか。いずれにしても、互いに相当異なる人生を歩んだことは間違いない。

大富豪ロレンツォ・デ・メディチはイル・マニフィコ（偉大な人）とも呼ばれていた。多くの芸術家、たとえばサンドロ・ボッティチェリ（一四四四／四五〜一五一〇）やミケランジェロなどのパトロンとなって彼らを支援していたからである。ロレンツォの祖父であるコジモ（一三八九〜一四六四）もまた、フラ・アンジェリコ（一四〇〇頃〜一四五五）やドナテッロ（一三八六〜一四六六）などの芸術家たちを支援していた。ルネサンスが最盛期を迎えられたのはロレンツォのおかげであると言っても過言ではない。潤沢な資金による支援によって芸術や思想に自由な風をもたらした功績は大きい。

成功した有名人の死後に肖像画が描かれることがよくある。ジョルジョ・ヴァザーリが一五三四年頃に描いたロレンツォの肖像画では、立派な鼻が際立っている。あたかも完成したあとで、鼻をさらに長くしたかのように誇張されている。ロレンツォの死後に描かれたほかの肖像画でも、鼻が尖った形状で描かれていることが多い。十六世紀半ばにルイジ・フィアミンゴが描いたロレンツォの肖像画でも、やはり鼻は尖っている。ただ、この肖像画のロレンツォの鼻はやや幅広く、横に広がっている。

レオナルド・ダ・ヴィンチの師匠でもあったアンドレア・デル・ヴェロッキオ（一四三五～一四八八）が残したロレンツォの像は、珍しく生前のロレンツォをもとに制作されている。まなざしに意志の強さが表れている一方、眉間の皺《しわ》が苦悩を物語っている。それもそのはずで、この胸像が作られたわずか二年前に、弟のジュリアーノが非業の死を遂げている。おそらくロレンツォは弟を追悼する意味を込めてこの像を作らせたのであろう。というのも、胸像の衣装は弟が殺された一四七八年の日曜日の朝、ロレンツォが復活祭のミサに着ていったものと同じだからだ。

表情や衣装のみならず、理想からほど遠い鼻の形を見ても、当時の様子をリアルに伝える像である。ほかの芸術家たちによって表現されたロレンツォの鼻と同様に大きいことには変わりないが、明らかに斜めに曲がっている。

絵画と違って、デスマスクは「真実を隠せない」。死後間もなく型を取られたロレンツォのデスマ

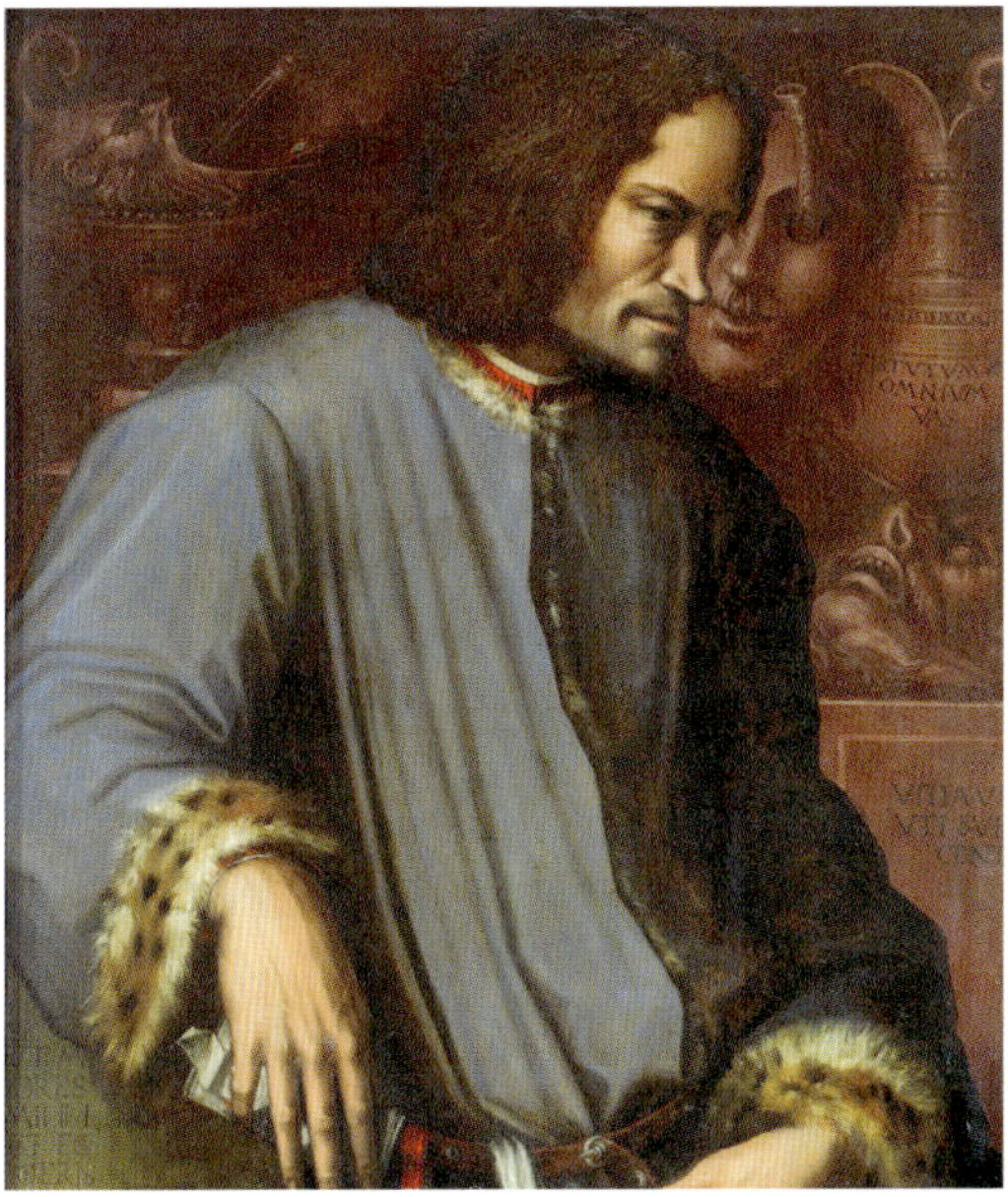

ジョルジョ・ヴァザーリ作『ロレンツォ・イル・マニフィコの肖像』1534年頃。実際の鼻よりも明らかに誇張されて尖っている。

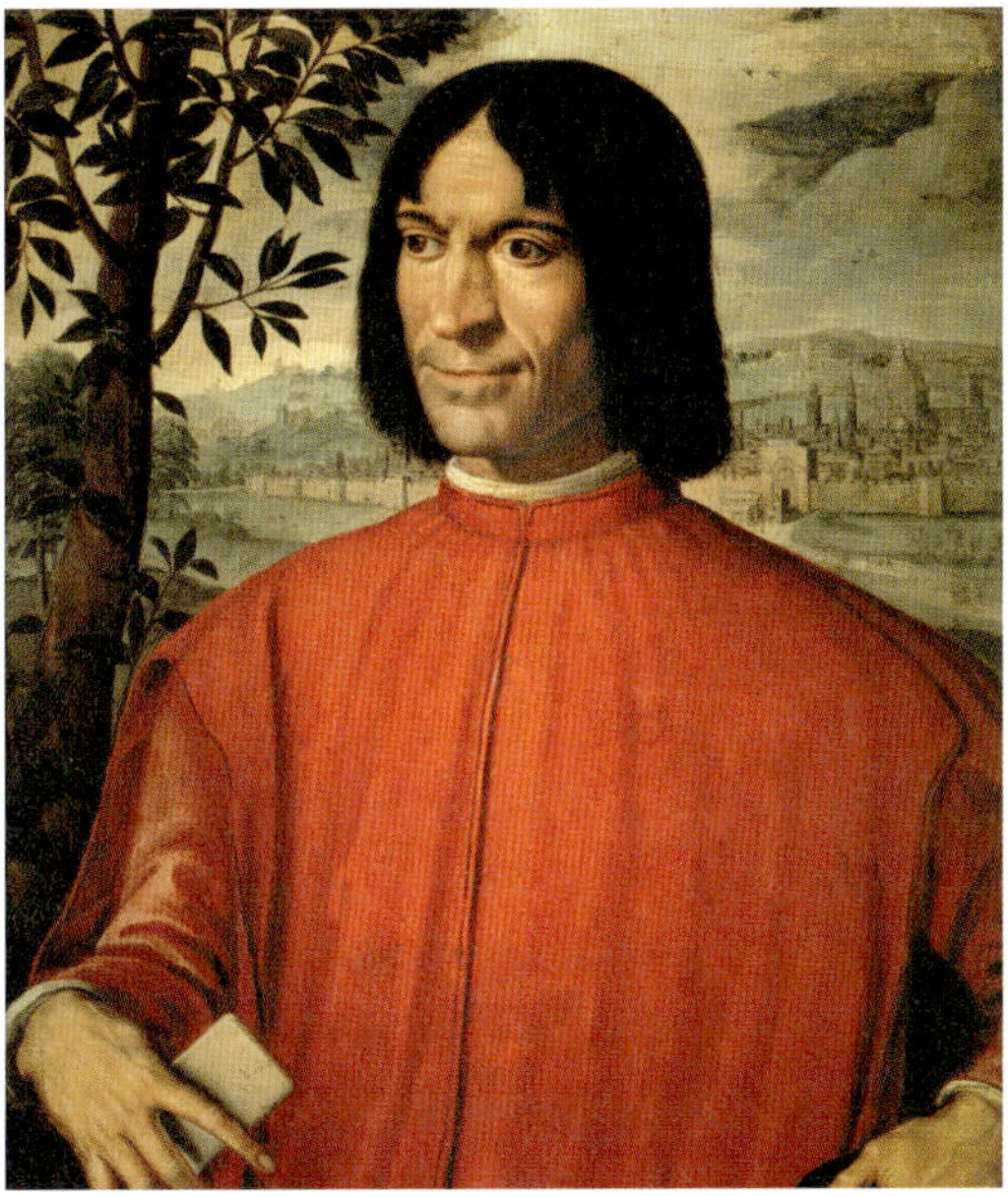

ルイジ・フィアミンゴ作、フィレンツェの街を背景に立つ『ロレンツォ・デ・メディチの肖像』1550年。この肖像画でもやはり実際の鼻よりも細く、尖った形に描かれている。

スクからは、画家たちが描いた鼻よりもはるかに平らだったことがうかがえる。たしかに鼻尖は鋭く尖っているが、鼻柱（鼻中隔）は眉のあたりから左に向かって半月のように曲がっている。ロレンツォの高い鼻声や嗅覚障害は、この曲がった鼻で説明がつく。十五世紀には鼻中隔の湾曲を治療するなんて考えられなかったが、鼻中隔湾曲症は息切れなどの健康上の問題を併発しやすいので、最近では保険適用で治療が受けられるようになった。

前述のとおり、ルネサンス期にはまだ鼻の大きさと形状がその人の特性を表していると考えられていた。そのような風潮でもロレンツォがこれほどまでに人望を得ていたのは異例のことである。実際、そこに至るまでに多くの偏見を乗り越えなければならなかっただろう。肖像画で曲がった鼻が修正されていることからも、そうした事実がうかがえる。

当時の一般民衆がロレンツォのような高い地位の人物と直接対面することはほとんどなかったので、胸像、デスマスク、肖像画などによって認識していた。だから作品の中でまっすぐな鼻であれば、民衆は実際もそうだと信じ込んだ。

「レ・ナゾーネ」（大きな鼻の王様）

高い地位にある男性の鼻は、大きくて形がよくなければならない。鼻の形がよくなかったロレンツォ・デ・メディチを悩ませ続けたこの考えは、その後何世紀も続くことになる。しかし、「過ぎたる

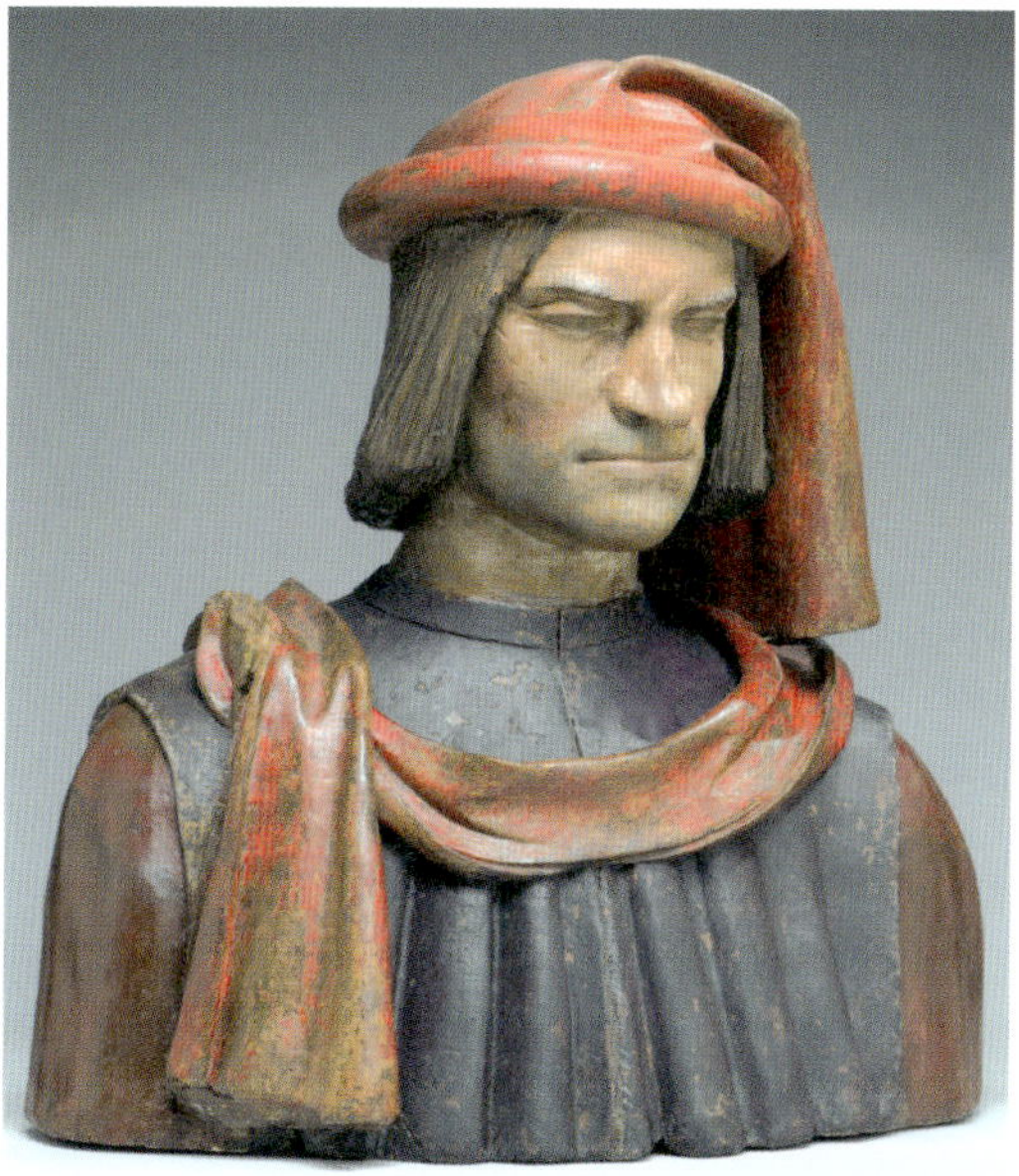

1480年にアンドレア・デル・ヴェロッキオによって制作されたロレンツォ・デ・メディチの胸像の複製。1513～1520年頃。

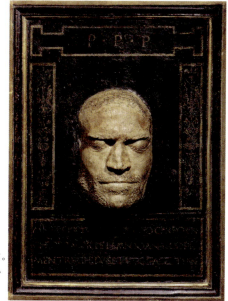

ロレンツォ・デ・メディチのデスマスク。幅広く曲がっている形から鼻にかかった声であったことの説明がつく。

は及ばざるが如し」。このことを身をもって証明したのがフェルディナンド一世だ。

ブルボン家出身の両シチリア王フェルディナンド一世（一七五一〜一八二五）の鼻は極端に長く、民衆のあいだでは「大きな鼻の王様」（Re Nasone）と呼ばれていた。鼻を意味するイタリア語の「Naso」に強調の「ne」をつけたのである。つまり、ただの大きな鼻ではなく、巨大な鼻という意味合いが込められている。

アントン・ラファエル・メングス（一七二八〜一七七九）が描いたフェルディナンド一世の肖像画では、ただ鼻が長いだけではなく、鼻先にぼってりと肉がつき、その重力で下がっているかのように見える。

フェルディナンド一世の巨大な鼻は死後も長いあいだ語り草となった。そのあまりにも特徴的な鼻に敬意を表して、一九六六年から一九八五年までイタリアの町ソラーニャで毎年「レ・

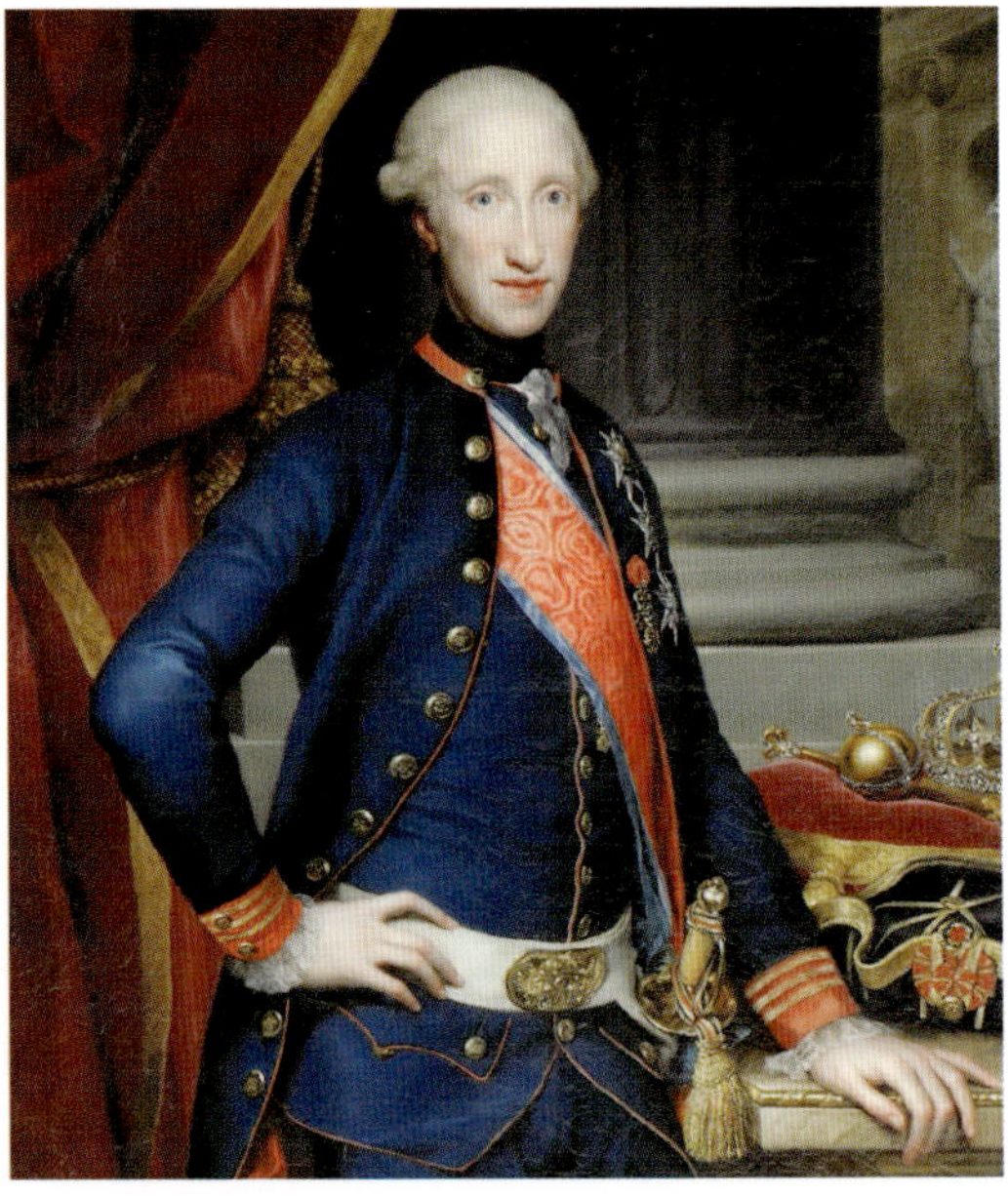
アントン・ラファエル・メングス作『両シチリア王国のフェルディナンド1世の肖像』1772〜1773年。

ナヅーネ」大会が開かれた。男女を問わず、最も特徴的な鼻の持ち主がその年の「鼻の王様」もしくは「鼻の女王様」となるのである。様々な鼻の持ち主が、自身の特徴的な鼻を恥じることなく、大きな笑みをたたえながら誇らしげに世界中に披露する姿はなんともすがすがしい。鼻の王様になるためには、高貴な家の出である必要はない。見た目はときに実際の地位よりも重要な意味を持つのかもしれない。

ダンテ・アリギエーリの詩的な鼻

ロレンツォ・デ・メディチが名を刻んだ同じ町で、有名な詩人、ダンテ・アリギエーリ（一二六五～一三二一）の足跡をたどれる。ダンテは現代イタリア語の父とも呼ばれている。今日のイタリア語はダンテの時代にさかのぼれば一地域の方言でしかなかった。十四世紀初頭、ルネサンス時代がちょうど開花しようとしていたとき、ダンテは教皇から独立した自立政策を擁護したため、教皇と結びつこうとする党派に追放され、愛する故郷、フィレンツェに帰ることなく、亡命先のラベンナで客死した。

しかし、十九世紀末にこの偉大な詩人は銅像となってサンタ・クローチェ広場に帰ってきた。ミケランジェロや天文学者ガリレオ・ガリレイ（一五六四～一六四二）が眠るサンタ・クローチェ教会には、空の墓とダンテの墓碑銘のみが残されている。ダンテの遺体をフィレンツェに戻そうとする動き

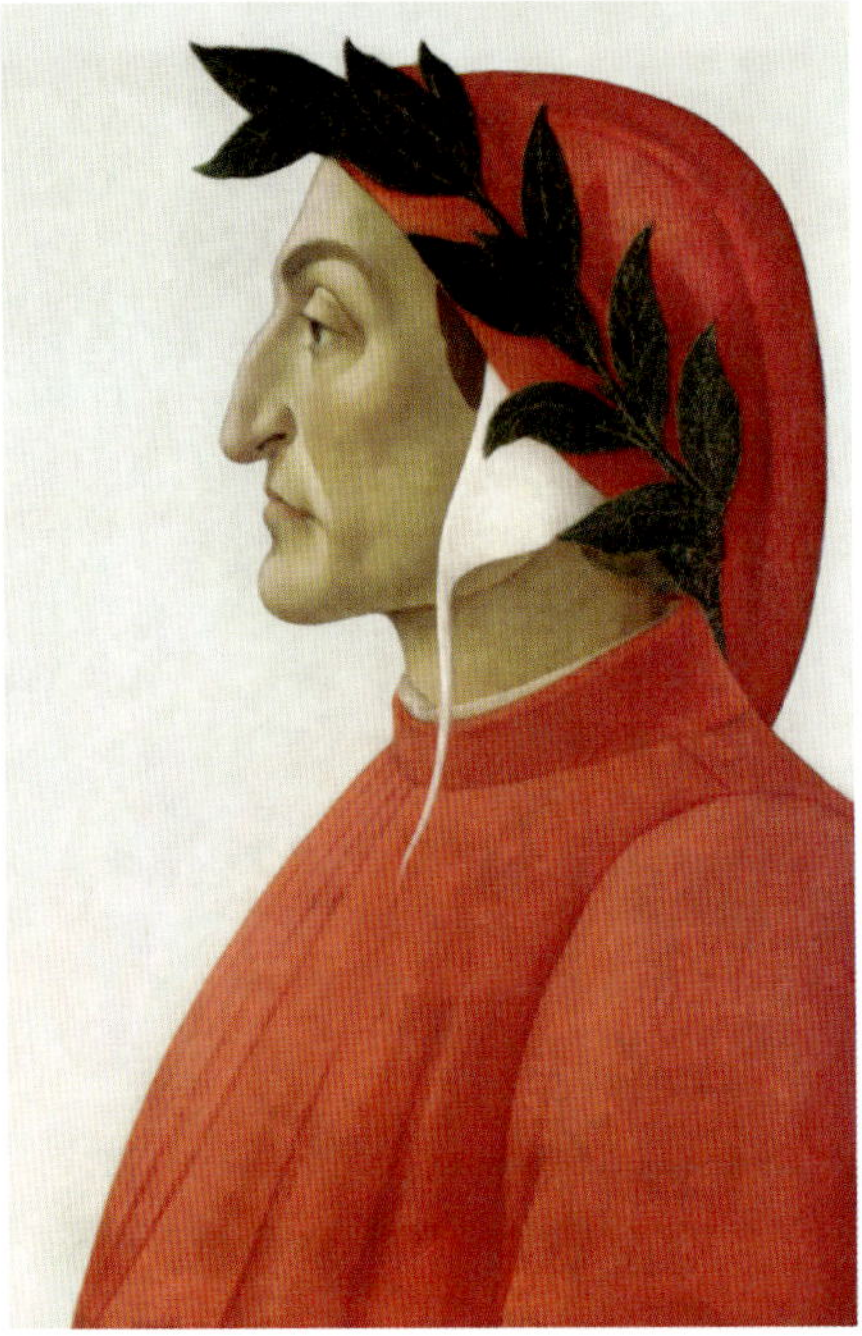

サンドロ・ボッティチェリ作『ダンテの肖像』1495年。

もあったが、結局は今もビザンツ帝国の海岸都市、ラベンナに埋葬されている。

かの壮大な『神曲』を創作したダンテの鼻は、通常ワシ鼻、もしくは鉤鼻で描写されている。目と同じ高さで鋭く折れ曲がり、鼻中隔が下のほうへ突き出ているため、鼻先は下向きである。これに沿うように、細い鼻の孔は斜め下を向いている。

ダンテの職業を考えると、このワシ鼻は彼に限りない付加価値を与えている。この形状の鼻は詩人の鼻とされていたからである。大きく、しかも形のいい鼻は、たぐいまれな詩才を表すものだった。あたかも詩を書くために生まれてきたかのようである。

ダンテのデスマスクもやはり、詩人にふさわしい優美で整った形の鼻をしている。鼻梁は鼻翼の高さまでカーブし、途中、軽く折れ曲がっているものの、下向きの鼻先

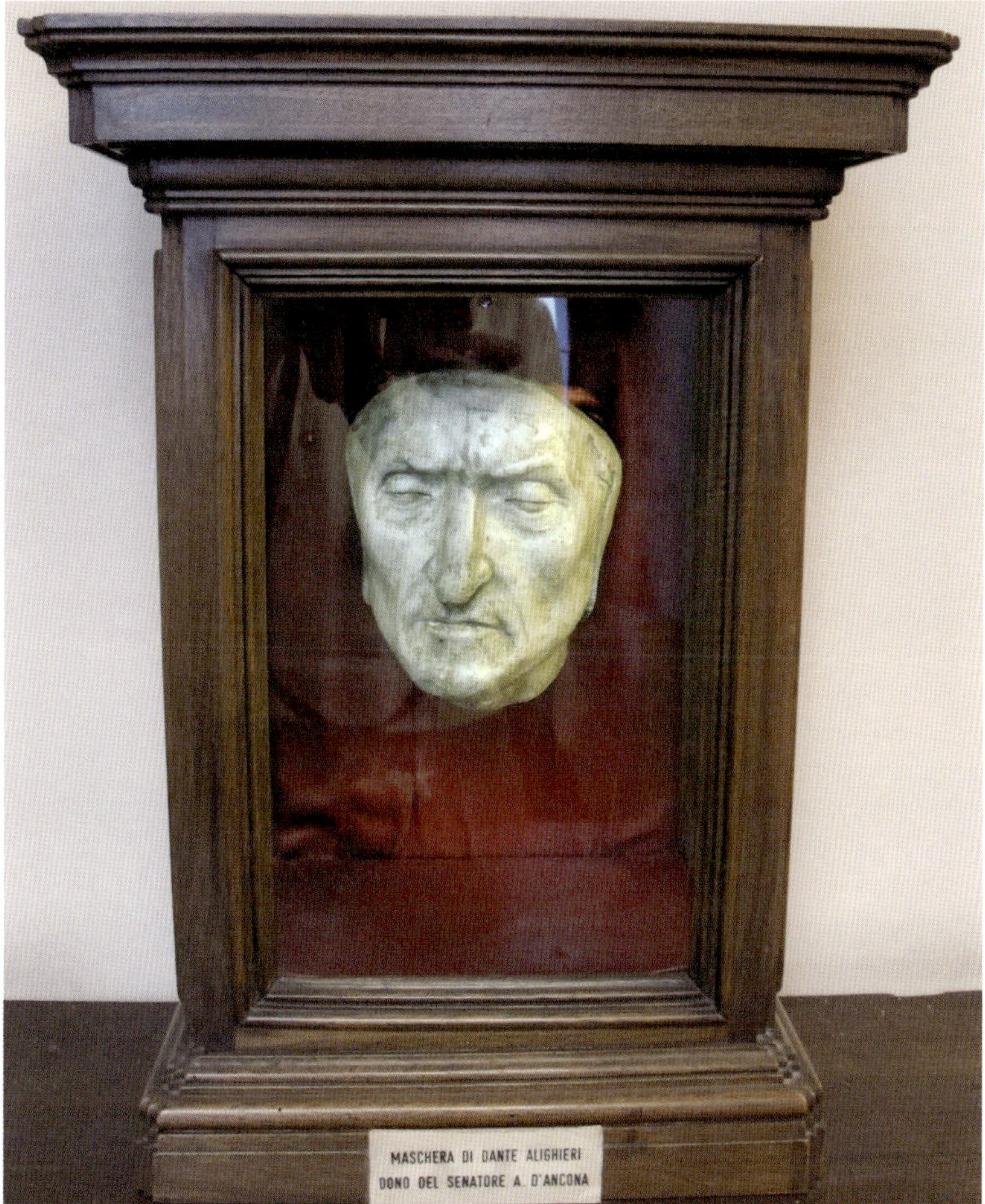

フィレンツェのヴェッキオ宮殿に展示されている
ダンテのデスマスク(とされていたもの)。1483年。

までまっすぐ筋が通っている。まさに、サンドロ・ボッティチェリが描いたフレスコ画のとおりである。ダンテのデスマスクは現在、市庁舎兼博物館となっているヴェッキオ宮殿に何世紀にもわたって陳列されている。

ところがこのデスマスクは、実際にダンテの顔から直接取ったデスマスクではない可能性が浮上したのである。二〇〇七年に文化遺産の専門家ジョルジョ・グルッピオーニは調査チームとともに、これが一四八三年に彫刻家のトゥリオ・ロンバルド（一四五五〜一五三二）とその父親のピエトロ・ロンバルド（一四三五〜一五一五）の合作ではないかということを発見した。

一九二一年から密かに実施されていた頭蓋骨の測定に基づいて、ダンテの顔が再現された。これによるとダンテの鼻は今まで描かれてきたように極端な下向きではなく、ほっそりもしていなかった。鼻の幅は広く、曲がっていて、より前に突き出ていた。

おそらく、死後においてもダンテの鼻がほっそりとしたワシ鼻であったと信じ続けさせることが非常に重要だったのであろう。このデスマスクは偉大な詩人の名誉を守るためのその最期への手向けだったのかもしれない。

ラウラ・バッティフェリ・アンマナーティは女性版ダンテ？

人気ドラマシリーズ『ビッグバン★セオリー』の登場人物、ユダヤ系のハワード・ウォロウィッツは、未来の自分の息子が鉤鼻である可能性にショックを受ける。そして娘であったらさらに大変だと悩む。

女性は一般的に男性よりも鼻が小さいとされているため、大きな鼻の女性は（特に現代において）「女らしくない」上に望ましくもない。しかし、3章（クレオパトラ）で見てきたように、その考え方がいつの時代も定着していたわけではなく、またその女性の地位が高ければ話が違ってくる。

フィレンツェの女流詩人、ラウラ・バッティフェリ・アンマナーティ（一五二三～一五八九）もやはり、立派なワシ鼻だった。少なくとも残された肖像画はそうである。

当時の女性は教育を受けることが許されなかった。たとえばフィレンツェの有名な「アカデミア」などのインテリのエリート集団に女性が入ることは非常に難しかった。しかし非嫡出子とはいえ、幸運にもバッティフェリは裕福で影響力のある家庭に生まれた。父親からラテン語、古典詩などを勉強する機会を与えられ、自身で物を書くことも覚えた。著名な彫刻家のバルトロメオ・アンマナーティ（一五一一～一五九二）との結婚によって彼女の社交的地位はさらに確固たるものになった。

バッティフェリは生前から名の知れた詩人であり、国際的にも評価を得ていた。著名人の知り合いが多かったことから、広いネットワークを持ち、彼女の作品はスペイン王室やハプスブルク家の人々にまで読まれていた。

バッティフェリの作品は本質的に敬虔で宗教色が強かった。残念ながら、三冊目となる『押韻詩』の出版を目前に控えて亡くなり、十八世紀以後は、ほとんどその存在すら忘れられてしまった。この時代になって、彼女やほかの女性が書いたものはすべて男性が書いたものとして扱われたからである。

その後、文学者のヴィクトリア・カーカムによって、再び本来の作者が明らかにされた。

幸い二十世紀になって、ある絵画をきっかけに、バッティフェリの著書への関心が再燃した。一五六〇年にバッティフェリの親友であったアニョーロ・ブロンズィーノ（一五〇三～一五七二）が描いた彼女の肖像である。彼は画家であると同時に詩人でもあった。ブロンズィーノは彼女と親密な文通を続け、互いの才能を褒め合い、プラトニックな愛情で結ばれていた。

ルネサンスの専門家リンダ・ウォーク・サイモンによると、ブロンズィーノが描いたバッティフェリの肖像は横顔で、当時としては流行遅れのアングルだった。しかし、これにはそれなりの理由がある。あの伝説の詩人ダンテと同じワシ鼻に描くことによって、彼女が偉大な詩人であることを示そうとしたのだという。

さらにメトロポリタン美術館が配信しているポッドキャスト、『*The Medici–Portraits & Politics 1512-1570*（メディチ家の肖像と支配　一五一二～一五七〇）』では、バッティフェリの肖像画が豪華な宝飾品もなく、比較的シンプルな襟元なのは、伝統的な女性像を打ち破るためである、と語っていた。

この肖像画でブロンズィーノはバッティフェリにフランチェスコ・ペトラルカ（一三〇四～一三七四）の本を持たせている。ペトラルカは「ラウラ」に捧げた叙情詩《ソネット》をたくさん書いているので、この肖像画の女性がラウラであることを暗に示唆していた。

もちろん、バッティフェリの鼻も、ダンテやロレンツォ・デ・メディチと同じく、制作者の意匠によって調整されているかもしれない。詩人としての彼女を宣伝するにはこれ以上の方法はないだろう。

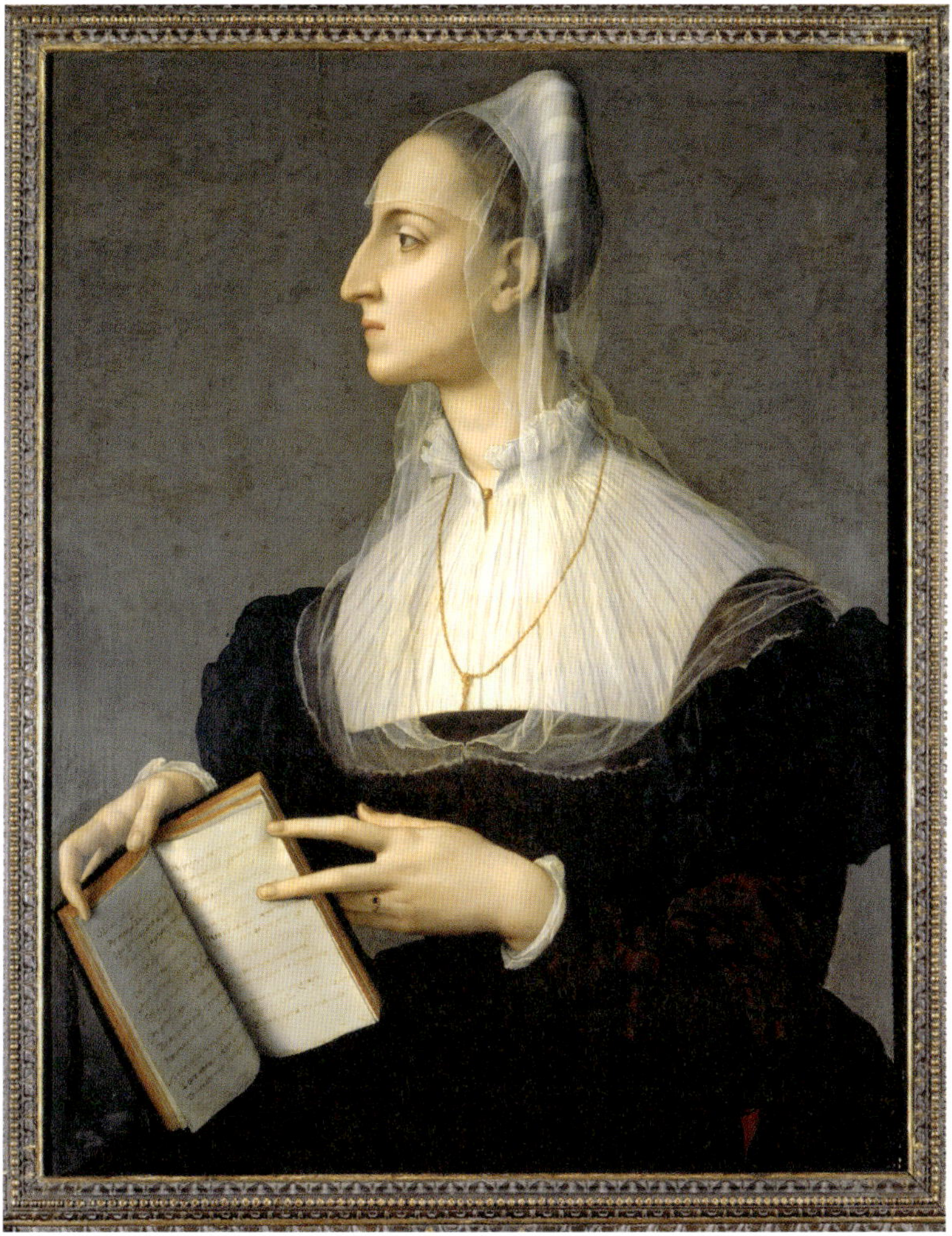

アニョーロ・ブロンズィーノ作『ラウラ・バッティフェリ・アンマナーティの肖像』1560年頃。
バッティフェリの鼻はダンテの鼻を意識して描かれている。

詩人のための付け鼻

幸い、今日では詩人を外見ではなく作品で評価する、と言いたいところだが、本当にそうだろうか。眼鏡やモノトーンの衣装、ひそめた眉、不用意に笑わない深刻な表情、喫煙具。このような小道具を含む外見は、詩人やインテリ知識人を表す場合によく使われる。今後は、ブックフェスティバルの参加者が全員ダンテ風の付け鼻をつけるのはどうだろうか。そうすれば、作家たちはダンテのように死後まで名声を保つことができるかもしれない。

7章 レオナルド・ダ・ヴィンチの知られざる一面

鼻の利く調香師

レオナルド・ディ・セル・ピエーロ・ダ・ヴィンチ（一四五二～一五一九）が戦車やヘリコプターなどの発明家であり、世界で最も有名な絵画、謎めいた微笑みをたたえる『モナ・リザ』の作者であることは誰もが知っている。ほかにも、数学者、建築家、地図の製作者、地質学者、作家、解剖学者などとして業績を残しており、一言で言うと、万能人だった。しかし、彼が優れた調香師であったことを知っている人は意外と少ない。

ダ・ヴィンチが残した記録をまとめた『アトランティコ手稿』を見ると、調香師としての一面がうかがえる。ダ・ヴィンチは植物に多大なる興味を抱いていた。ヴァザーリによる伝記には、ダ・ヴィンチが樹木、花などあらゆる植物を詳細に研究していたとある。それは単に絵を描くためだけではなく、植物のにおいを調べるためでもあった。当時としては非常に先端的な、植物からにおいを抽出する方法を知っていた。現代では「マセレーション」と呼ばれる醸造技術だ。香りの強い花、もしくは樹木を一定期間アルコール液（または酢）に浸し、におい物質がゆっくりと液体に溶け出すのを待って抽出する。

さらにダ・ヴィンチは「アンフルラージュ」についても触れている。当時としては最先端の方法ながら、油脂成分の引力を利用した非常に手間のかかるものだ。ラードを塗った板に花をのせ、油脂の疎水性によって花の水分を吸収することなく、におい成分だけをラードに移す方法である。その後、ラードをエーテル系のオイルで溶かし、香りだけを抽出する。こうして得られた材料で作られたあらゆる種類の香水は、香りを楽しむだけでなく、健康面に役立つものもあった。

ダ・ヴィンチはジャスミン（*Jasminum officinale*）、ラベンダー（*Lavandula spica*）、ダイダイ（*Citrus aurantium*）などの植物を使用した。ビターアーモンドも試して、かび臭いにおいがする場合もある、と記録している。こうした素材は現在でも香水の成分としてよく見かける一方、ダ・ヴィンチが用いたモクセイ科のセイヨウイボタ（*Ligustrum vulgare*）は今日ではほとんど使われていない。個人的には、この低木に咲く花の濃厚な香りは非常に魅力的に感じるが、多くの人にとっては重すぎるらしい。

ダ・ヴィンチはさらに、五感を同時に楽しませるための「音楽堂」を考案した。それには庭が最適であると考え、いい香りのするセドラやレモンの木を植えて、様々な種類の鳥を棲まわせた。そうやって香りと鳥の歌声のハーモニーを演出したのである。

さらに、美や嗜好のためだけではない、より実用的な香水を作り、それを「薬用香水」と名づけた。これはかぐわしい香りを嗅ぐことで、病気の原因となるような悪い空気、つまり瘴気を追い出し、人々が健康になるという考えに基づいている。このような考えは彼独自のものではなく、当時は一般的に普及していた。

ダ・ヴィンチが作った香水の中で最も驚異的かつ実用的なものが「吐き気を催させる防犯用香水」である。このあまりにも強烈な悪臭を放つ香水を撒くと、泥棒除けになるという。イタリアの学者ジョヴァンニ・バッティスタ・デ・トニは、このにおいのレシピを一九二二年に発表した『レオナルド・ダ・ヴィンチの植物および動物』という論文で紹介している。それによると、人の糞尿をガラス瓶に入れて、一カ月のあいだ肥料の下で寝かすというものだ。賊が侵入した際には手榴弾のように相手に向かって投げ、割れた瓶から発する臭気で賊を追い払うという仕組みである。

糞尿は様々な硫化水素化合物とアンモニアを生成する。これは単に不快なにおいを発するだけでなく、三叉《さんさ》神経を強く刺激する。そのため、過去には麻酔なしでの手術やきついコルセットによって失神した際に、アンモニアなどの気付け薬が使用された。現代でも軍隊は敵を阻止するために三叉神経を刺激する臭気剤を使用しているし、ボクサーがノックアウトされたときも同様の気付け薬を嗅がされる。

何百年も前に生きていたダ・ヴィンチがすでにこのような効能に気づいていたのは驚くべきことだ。

香水の実用性と有益性のほかにも、ダ・ヴィンチはその香水を嗅ぐ器官、つまり鼻自体にも興味を持っていた。より写実的な肖像を描くために、様々な種類の鼻をあらゆる角度から観察し、各部位に名前をつけた。たとえば、鼻根、鼻梁、鼻尖（鼻先）、鼻の孔、鼻翼。作家のレベッカ・プレスマンの調査によると、ダ・ヴィンチは側面から見た鼻を十種類以上のタイプに分類していたそうだ。まっすぐ、凸状、凹状、上部が突き出している、下部が突き出している、ワシ鼻（段鼻、もしくはダンテ風の鼻）、平たい、丸い、尖っている鼻などである。さらに正面から見た場合、特に鼻梁と鼻の孔が与える印象により次のように分類している。均整が取れている、真ん中が太い、または細い、鼻根が細く鼻先が太い、鼻根が太く鼻先が細い、平たく高さのない鼻の孔、細く長い鼻の孔、鼻先で隠れている鼻の孔、正面から見える鼻の孔。以上のカテゴリーに分類できない鼻の詳細は写生しなければならない、とダ・ヴィンチは述べている。記憶を

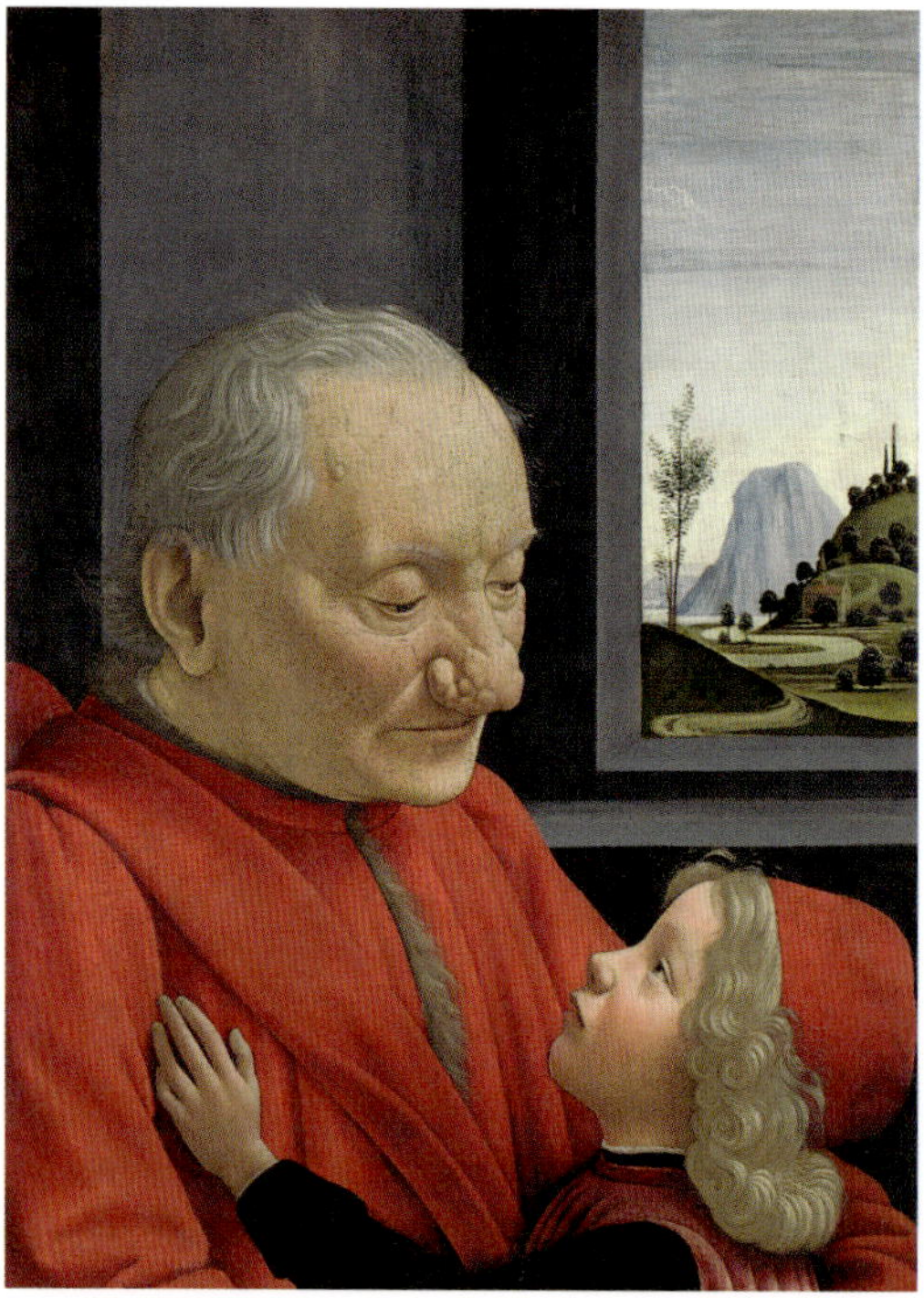

ドメニコ・ギルランダイオ作『老人と孫の肖像』1490年頃。老人はおそらく酒さを患っていた。

もとにあとで絵画を完成させる場合、常にその対象の形や詳細を記録していた。

ダ・ヴィンチと同時代に活躍していたドメニコ・ギルランダイオ（一四四九頃～一四九四）が描いた老人の鼻をダ・ヴィンチはどのカテゴリーに分類したのか気になるところだ。最近では「鼻瘤」もしくは「カリフラワー状変形」と称されている。描かれているフランチェスコ・サセッティもおそらく鼻瘤と呼ばれる皮膚疾患を患っており、これは顔面に生じる原因不明の慢性炎症疾患「酒《しゅ》さ」が進行すると起こる奇形のことである。形から分類すると、ダ・ヴィンチが言うところの「鼻根が細く鼻先が太い」に相当するが、標準的でないことはたしかだ。

有名な微笑と鼻

ダ・ヴィンチが描きたい人物をつぶさに観察していたことは言うまでもない。それゆえ、あの有名な『モナ・リザ』のモデル、美しいリザ・ゲラルディーニに出会ったとき、彼女をどのようにとらえ、分類したのか、彼の思考をたどるのも面白い。

『モナ・リザ』はやや斜め向きにこちらを見ている。鼻は明らかに尖った形状で、正面から見ると鼻根は細く、鼻先で少し幅が広くなっている。全体的に均整が取れてまっすぐな鼻の下に細く長い鼻の孔が見える。鼻中隔は鼻翼および鼻尖よりもやや下にあり、鼻の孔が部分的に見える（が、奥ゆかしく陰影に隠れている）。

それでは、ダ・ヴィンチ自身の鼻を彼による分類に当てはめると、どのような特徴が見られるのだろうか。自画像とされる有名な作品を見ると、顔は正面から若干そむけた角度で描かれている。そのため、鼻の奥行と詳細がよく見えるので、ダ・ヴィンチが分類したカテゴリーに当てはめやすい。まず鼻梁を側面から見ると、かなりまっすぐな均整の取れたギリシャ風である。正面から見ると、やや幅の広い鼻梁が先に行くにつれてさらに広がっている。鼻の孔の大きさは平均的だが、鼻中隔が下向きのため、鼻の孔は鼻尖の下に隠れて見えない（『モナ・リザ』の場合は鼻の孔が見えていた）。

ダ・ヴィンチは自身の鼻を描いたとき、芸術家の鼻にふさわしくするために美化した可能性はあるだろうか。観相学を信じていなかったので、おそらくそのようなことはないはずだ。知識人ゆえに、観相学をうさんくさい学問として取り合わなかった。しかし、彼なりに人の性格が身体に与える影響について以下のように述べている。

人を誤った方向に導く観相学や占いなど、私は信じない。なぜなら、そこには何一つ真実はないから（中略）しかし、顔の特徴がその人の内面を表すことがあるのも事実だ（中略）たとえば口角の形や眉間の広さは、その人がよく笑う人か、自身の考えに集中する人かによって変わる。

つまり、人の性格は骨の構造にまで影響を与えないが、筋肉の収縮によって生じる皺などには影響するということだ。この結論は今日でも納得できる。だが、文化史を専門とするシュールド・ラールマンはこの結論には矛盾があると指摘している。なぜなら、ダ・ヴィンチは以下のようにも述べてい

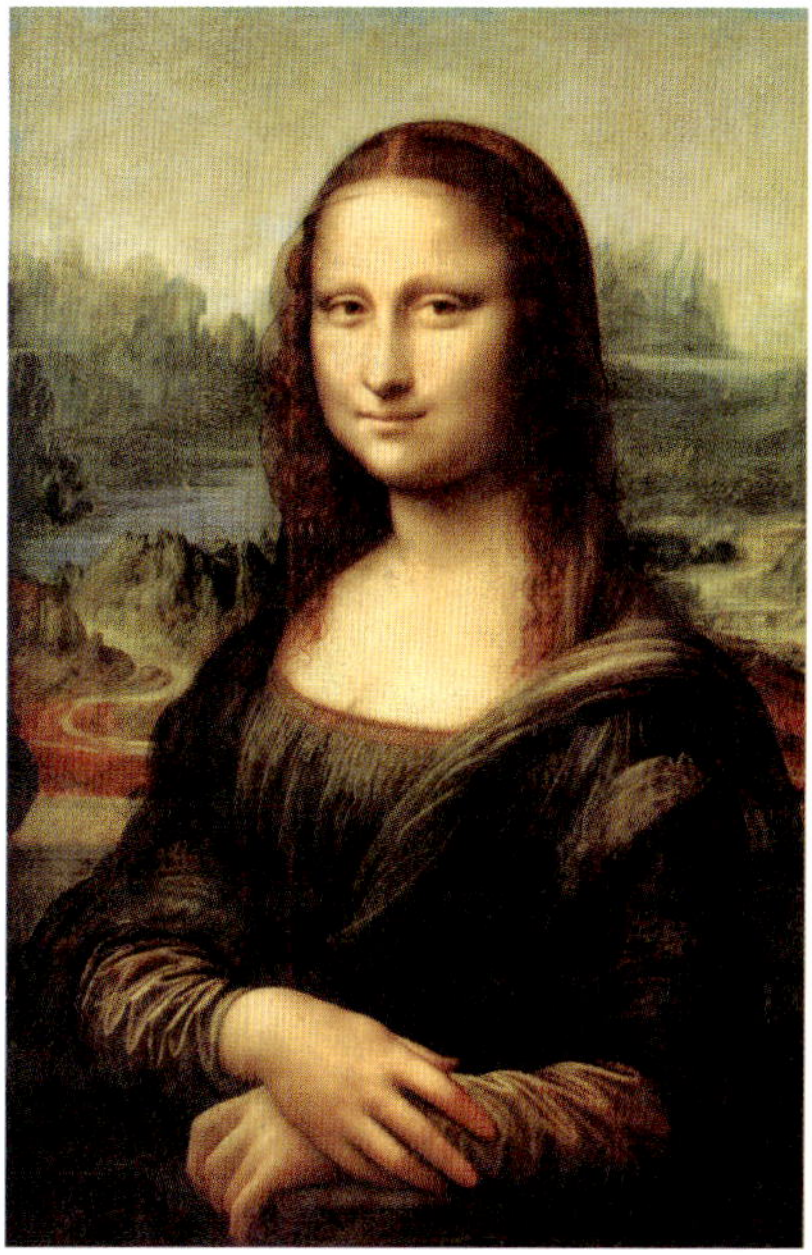
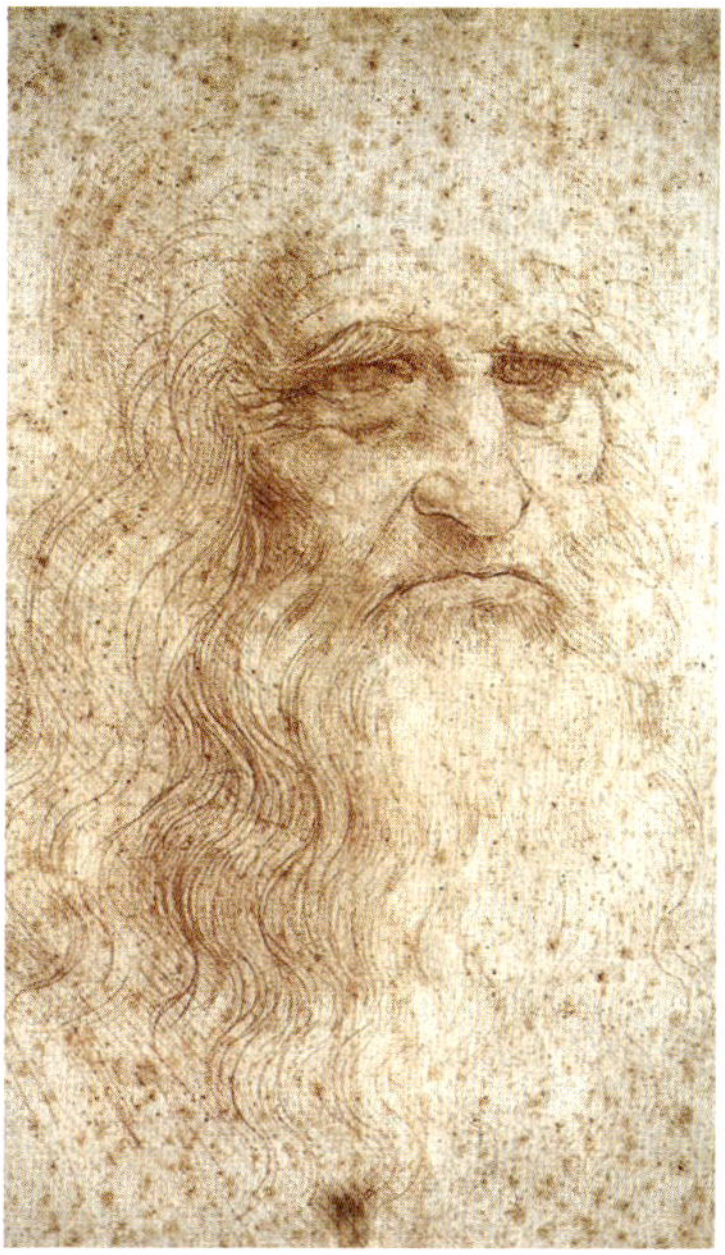

左：レオナルド・ダ・ヴィンチ作『モナ・リザ』1503～1506年頃。
右：レオナルド・ダ・ヴィンチ作『自画像』1512年頃。鼻の孔は鼻尖の下に隠れている。

るからだ。

身体を支配し、身体の原動力となる魂は、我々が何かを決定する前にすでに決定をくだしている。つまり、魂は人のすべてを形成する。たとえば鼻の形状など、少なくともその長さと大きさを決定する。

さらにダ・ヴィンチは、人物を描くときは口と鼻が当人の内面を表現していなければならないと主張した。このことを裏づけるように、赤いチョークの素描画でライオン的特徴を持つ男性の顔を描いている。この男性は、同じ紙面の下に描かれたライオンと同じような、低い鼻中隔、高さのある鼻の孔、鼻の上部に刻まれた皺などの特徴を示している。また、ぐっと寄せられた眉間の皺は勇気と決断力を表している。

人と動物の性質が似ていれば外見的特徴も似るというこうした指摘は、観相学に基づいているように思えるが、ダ・ヴィンチの場合はむしろ寓意的な意味合い、あるいは美学的な見地からこのような考えを取り入れたのではないかと思う。従って、ラールマンの指摘は必ずしも正しくない。この男性の素描画は写実的な肖像画ではなく、むしろ寓意的なキャラクターを描いた作品ととらえるべきだろう。

対象をつぶさに観察しよう

私の美術の教師、ケース・ファン・デル・リンデン先生はよく、「実物を見ないで描けるようになって初めて、ちゃんと観察したと言える。だから、恥ずかしがらずに同僚や恋人の顔をじっくりと観察しなさい。そして、あとから思い出してその人の顔を描く練習をするといい」と言っていた。このダ・ヴィンチ方式で観察すると、すべてのものに初めて見るような新鮮さを感じる。最近流行りのオンライン会議などで、相手をよく観察するといい。カメラの位置からして相手と目を合わすことなく、ゆっくりと観察できるはずだ。相手がつけている香水のにおいはあなたの想像に任せるとしよう。

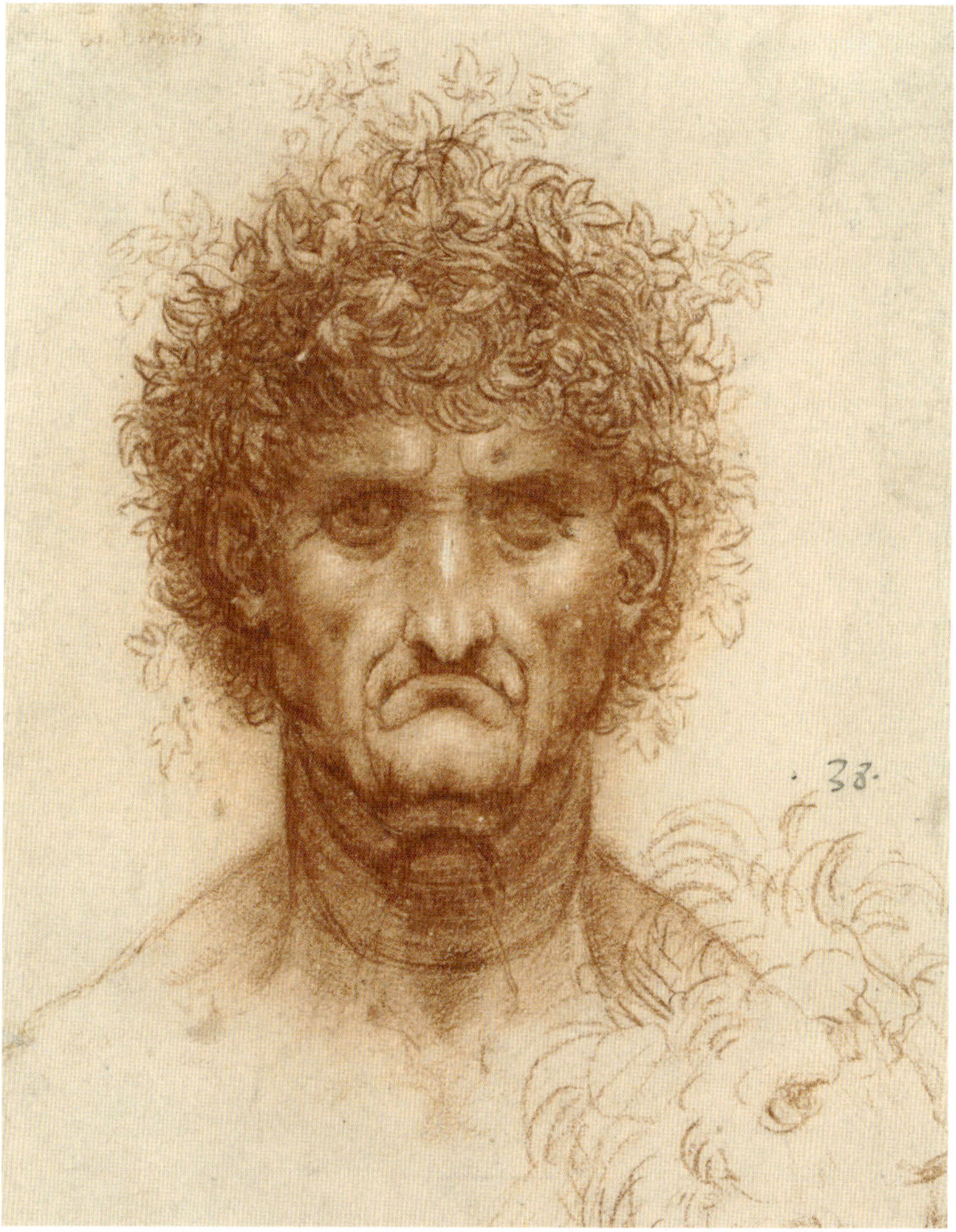

レオナルド・ダ・ヴィンチ作『男性とライオンの頭部』1505～1510年頃。

8章 東へ行っても、西へ行っても、我が鼻が一番(ではない)?

東インド会社によって融合した鼻

人が見知らぬ土地に足を踏み入れたとき、そして見知らぬ者が自分の土地に現れたとき、双方とも未知と遭遇する。遠い昔の探検家や貿易商人たちが母国とまったく異なる民族、文明を初めて目にしたときの驚きはいかばかりであっただろう。また、見慣れた海岸に自身とはまったく異なる容姿の人間が現れたときの現地の人々の驚愕もただならぬものだったに違いない。

世界初の有限会社、東インド会社の商人たちは十七世紀初頭から珍しい品々を求めて世界へと繰り出した。特に求めたのは香料だ。多くの場合、力ずくで手に入れた。東インド会社の総督ヤン・ピーテルスゾーン・クーン(一五八七〜一六二九)は、ナツメグの供給を確保するために一六二一年にバンダ諸島のほぼ全住民を殺害した。私はナツメグをふんだんに使ったオランダの伝統菓子、スペキュラースを食べるたびにこのことを考えずにはいられない。東インド会社は現在のインドネシアから、クローブ、ナツメグ、胡椒、メース、シナモンなどを調達していた。

また、アフリカでは強いにおいを発するジャコウネコが捕獲され、アムステルダムに持ち帰られた。この哀れな動物から香水の原料となるにおいを抽出するために残酷な手段が使われた。さらに、モカ（現在のイエメンの町）からは大量のコーヒー豆が西洋に輸出され、南米ではジャワおよびスマトラで奴隷となった住民にタバコの栽培と収穫をさせていた。

このようなアロマ系の商品がオランダに富をもたらし、世界史を変えたと言っても過言ではない。

Holland Mania

日本とオランダで活躍するアーティストの上田麻希は、十七世紀のオランダ人および日本人が体験したにおいの世界を再現している。この「Holland Mania」という展覧会は二〇〇九年にライデンにあるラーケンハル市立博物館で開催された。「セントスケープ」（香りのある風景）というテーマで、従来の展覧会と違って「見る」のではなく「嗅ぐ」ことに焦点が当てられている。遊女部屋を再現した展示室には畳や座布団などがしつらえられ、あちらこちらに置かれた容器からにおいを嗅ぐことができる。その空間に入ると、あたかも東インド会社の商人になったような気分が味わえた。

このインスタレーションのレビューを書いた作家のトーマス・ブロンドーは次のように述べている。「何カ月にも及ぶ船旅のあとで、嗅いだことのない強烈なにおいに遭遇したら相当なカルチャーショックを受けたに違いない。現代人の私でさえ、展示室にあった小さな木箱の中のにおいを嗅いだとき、自分がつけているニベアクリームのにおいに戸惑った。室内全体に張り巡らされたデリケートなクモの巣の中に石を放り込んだかのような心持ちになった」

ブロンドーが言及しているデリケートなにおいとは、おそらく沈香《じんこう》のことだろう。当時の日本では出島に限らず、あらゆる場所の遊郭でこの優しく甘い香りがしていた。そのためか、日本人はこの沈香の香りを嗅ぐと、遊女やエロティシズムを連想するらしい。

当時の日本は外国人女性が入国することを歓迎していなかった。それゆえ、オランダ人男性の一時的な伴侶として日本人女性があてがわれた。このような女性は丸山遊女と呼ばれ、幕府が長崎から派遣していた。

彼女たちのにおいがかぐわしい香りばかりではなかったことを、帰還したオランダ商人が証言している。歯や目の周りに、鉄とお茶と虫の分泌物を混ぜた黒い液体（お歯黒）を塗っていたせいだ。この液体は悪臭を放つため、遊女たちは客が寝てから塗っていたそうである。上田麻希から、このお歯黒のにおいを嗅がせてもらったことがあるが、たしかにかぐわしいにおいとは言いがたかった。

ほかにも日本独特の香りがある。たとえば高価な衣装を蛾（イガ）から守るために樟脳《しょうのう》が使用されていた（樟脳は今日のオランダでも使われている）。樟脳は着物やヤポンス・ロック（室内着）とともにオランダに持ち帰られ、日本に行ったことのないオランダ人の想像力を刺激した。

オランダ人だけではなく、日本人もまた異国のにおいを堪能していた。展覧会のパンフレットによると、東インド会社の商人たちはラベンダーやカモミールオイルなどを日本に紹介しており、その香りを抽出するための蒸留技術も伝授していた。におい物質は濃縮した液体状にするほうが、薬用にする場合や、ほかのにおい物質と混合する際にも便利だからである。蒸留技術は様々な用途の香水に欠かせない。

赤い髪をした長い鼻の悪魔

珍しいにおいで嗅覚が刺激された以外に、視覚的にも驚きの連続だった。オランダ人は特に自身とかなり異なる鼻や細い目に注目した。東インド会社の特使で世界中を旅したヨハネス・ニーホフ（一六一八〜一六七二）が残した『*Nauwkeurige beschrijving van't gezandschap der Oost-Indische Maatschappy*（東インド会社特使の詳細記録）』の中国人に関する記述を見れば、当時のオランダ人が抱いた印象がよく分かる。

目は小さく、細い楕円形。瞳は黒く、目全体が飛び出ている。鼻は小さく、低い。耳は普通の大きさで、それ以外の顔のつくりも中国人とヨーロッパ人では大差ない。

逆にアジアの人々は、長く居座っている客人をどのように見ていたのだろうか。日本の学者、平田篤胤（一七七六〜一八四三）は「長身で、肌の色が薄く、瞳の中に星がある」と描写している。「星」

とはおそらく、青や緑、薄茶色の虹彩を指しているのだろう。さらに「髪は赤く、鼻は長い」とも述べている（金髪や栗色は「赤い」と一括りにされている）。

ロンドンにあるヴィクトリア・アンド・アルバート博物館が所蔵している屏風を見ても分かるように、東洋人にとってヨーロッパ人の鼻は相当大きく感じられたのだろう。この屏風には、オランダ人よりも早く日本に行っていたポルトガル人が描かれている。特に目を引くのは、誇張されて膨らんでいる半ズボンと顔の比率から見てもあり得ないほど突き出た大きな鼻である。

オランダ人の鼻もかなり大きいと思われていたらしい。東インド会社の会計士および船員であったヘンドリック・ハメル（一六三〇～一六九二）が著した『朝鮮幽囚記』にそのことを示す、いささか滑稽な記述がある。彼は十三年ものあいだ朝鮮で幽閉されていたのち、なんとか自力で脱出し、その際の体験談を著書にまとめている。

あるとき、ハメルと仲間の乗組員はオランダ人がどのような人間か見せるために、朝鮮人の女性と子供が集まる場所に引っ張り出された。

（前略）人間ではなく怪物とでも思っているのか、飲み物を飲むときは鼻を耳にかけるらしいと信じていて……。

朝鮮半島の住人は、オランダ人の並外れて大きな鼻によほど驚いたようである。人は類似点よりも相違点に目が行きがちだ。そのため、日本人や朝鮮人にとってのオランダ人やポルトガル人は、鼻の長い人たちなのである。逆に、西洋人から見たアジア人は「平たい」あるいは「小さい」鼻の民族だ。しかし実際の鼻のバリエーションは、西洋人のあいだでも東洋人のあいだでも無限にある。ときには文化的背景や慣習だけで判断をくだしてしまい、真実の姿が見えないこともある。

融合した鼻と異なる感覚

東洋の女性は東インド会社の商人にとって有望な花嫁候補だった。彼女たちとの結婚は二つの世界を結びつけ、より広範なネットワークを生み出し、結果的にさらなる利益に繋がるからである。それほど重要な役割を果たしていたにもかかわらず、彼女たちの多くは無名で、後世に名を残すことがほとんどなかった。そんな中でも登記簿に名前が残っている数少ない女性にコルネリア・ファン・ネイエンローデ（一六二九〜一六九一）がいる。

彼女は東インド会社の商館長であったオランダ人のコルネリス・ファン・ネイエンローデ（生年不明〜一六三三）とその愛人の日本人女性、スリシア（詳細は不明）とのあいだに生まれた娘だ。キリスト教徒として育ち、二十一歳で東インド会社のバタビア総督ピーテル・クノール（生年不明〜一六七二）と結婚。バタビアでは数十人の奴隷を雇い、郊外に別荘を構えるほど裕福に暮らしていた。六人の娘と四人の息子に恵まれる。このうちの二人の娘は両親とともに画家のヤコブ・クーマン（一六三二〜一六七六）によって描かれている。豪華な衣装を身にまとった一家の肖像からはバタビアでの贅沢な暮らしがうかがえる。この絵画は現在アムステルダム国立美術館で見ることができる。

　二人の娘の容貌は両親のそれぞれの特徴を融合させたかのようだ。まぶたはやや突き出し、鼻梁は母親よりも高く見えるが父親よりは低い。髪の色はかなり明るく、父親の栗色と比べると金髪に近い。一方、母親の髪は漆黒に描かれている。

　家族は全員かしこまってポーズを取っているが、それとは対照的に、コルネリアとピーテルの陰にいる（文字どおりの意味でも比喩的にも）若い二人の姿はごく自然だ。右端に描かれたその二人は、正面の家族と同時進行で別の物語を展開している。青年はオランダ風の半ズボンを穿き、肩には旗を担いでいる。画家のほう（つまり鑑賞者のほう）を見ているクノール一家と違って、隣の女性に視線を向けている。女性は質素な服装で、黒い髪を束ねている。この「エキストラ」たちが絵画のためにポーズを取っていないことから、クノール家に仕える奴隷だと分かる。

　若い二人はまさに裏方の存在として描かれているが、このうちの一人はやがて歴史の表舞台に出てくることになる。この青年は間違いなくバリ島の自由の闘士、ウントゥン・スラパティ（一六六〇～一七〇六）で、ピーテルが亡くなるまで一家に仕えていたが、やがて東インド会社に対して反旗を翻した。

　この絵画で青年は、女性が持つ果物かごから果物を取っている。バナナなど様々な果物の中から、桃らしきものを女性の鼻の下に持っていっている。これは非常に親密な行為で、「嗅覚的な視点」で見る者にしか共感できない。チュニックを着ている女性は、やや伏し目がちに青年のほうを見ようとしている。このとき、彼女は甘い果実の香りを嗅いでいたに違いない。主人のために果物を運んでいるだけのように見えて、実は鼻の中には、自分しか分からない甘い世界が広がっている。彼女の鼻はほかの誰よりも印象的で、突き出しているように見える。おそらく画家は「においを嗅ぐ」というなんてことない行為に注目を集めたかったのだろう。

「鼻でものを見る」というオランダのことわざは、物事を目でしっかり見ないことのたとえである。しかし、鼻（嗅覚的視点）でものを見るほうがより多くのものが見えることもある。

クーマンはなぜ、この二重構造の情景を描いたのであろうか。十七世紀の絵画には、隠されたメッセージや象徴的な表現が多く見られた。美術史のイコノグラフィーと呼ばれる分野では、このような隠された意味を解明する研究が行われている。

十七世紀においてはまだ、嗅覚は触覚、味覚とともに「下等な」感覚とされていた。「下等な」感覚とは、性的、動物的、直接的な感覚のことで、思考や思索とは無縁の肉体的な反応を意味する。これに対して視覚と聴覚は「高等な」感覚とされた。対象物と物理的にも精神的にも距離を置いて、客観的に認知するからである。そのため、視覚は美学や精神の洗練性と結びついて、「内省」「反省」「世界観」など思考との関連を示す言葉が生まれた。一方、嗅覚は知識ではなく体験でのみ感受され、その場にいなければ（さらには、近い距離にいなければ）認識できない。

クーマンの絵画では、この距離の近さこそが若い二人の親密さを表している。絵画の中の人物は互いを見ることはできるが、二人のあいだにある果実の香りは二人にしか感じ取れない。この香りが媒体となって作られた二人だけの世界には、見る者の想像力がないと入り込めない（前出のE・P・クースターによると、三人に一人しかにおいを想像することができないらしい）。

クーマンはこの家族の肖像で、二組の階級差を示そうとしたのではないだろうか。衣装や構図だけではなく、前述の感覚のヒエラルキーに基づいて、身分の低さと下等な感覚を結びつけたと思われる。つまり人種差別ではなく、社会構造上の格差を示したのだ。いわゆる上流階級の人々は、知的な視覚や聴覚を重んじ、下層階級の人々は嗅覚や味覚や触覚で物事を判断する。しかし、この青年はのちに社会情勢に鼻を突っ込み、権威に立ち向かうことになる。

9章 ダーウィンが危うくビーグル号に乗せてもらえないところだった理由

知識を鼻にかけたラヴァターの影響

「鼻にコンプレックス」があるのは私だけではない。チャールズ・ダーウィン（一八〇九～一八八二）は鼻の形が理由で、運命を変えることになる旅を断念しなければならないところだった。HMSビーグル号の艦長ロバート・フィッツロイはダーウィンの鼻を見て、長い船旅に向いていないと判断した。オランダには相手を信用しないときの言い回しに、「おまえの鼻が気に入らない」という表現があるが、この場合は文字どおりダーウィンの鼻が気に入らなかったのだ。ダーウィンはのちに次のように述べている。

しばらくして、フィッツロイ艦長と懇意になったとき、彼は私の鼻の形が気に入らなかったので船に乗せないでおこうと思った、と打ち明けてくれた。（中略）私のような鼻の形をしている者は、船旅に耐えるだけの気力と意志の強さに欠けると思ったようである。

しかし、若いダーウィンの熱意に押されて、フィッツロイ艦長はしぶしぶ彼を乗船させた。一八三一年から一八三六年までの五年間、ダーウィンは世界中を旅した。艦長の「寛大な」措置がなければ、進化論は日の目を見ることがなかったかもしれない。ダーウィンの『種の起源』はこの旅の経験に基づいて書かれているからである。

艦長はひょっとするとヨハン・カスパー・ラヴァター（一七四一～一八〇一）の影響を受けていたのかもしれない。このスイス人の思想家は新たな観相学理論を打ち出し、観相学に関する多くの著書を出版した。これらはヨーロッパで広く読まれ、彼の理論は多くの人に受け入れられた。信奉者の中には芸術家のウィリアム・ブレイク（一七五七～一八二七）などの著名人もいた。ダーウィンにとっては不運なことに、十九世紀の人々はラヴァターの観相学を真剣に信じていたのである。

過去の観相学は、顔のある特定の部分、たとえば口、顎、目、鼻などの形がその人の性格を表しているというものだった。ただし、人が影響を与えられるのは筋肉、軟骨、肉といった軟らかい組織だけで、骨などの硬い組織は影響を受けないとされた。後天的特徴は鉤鼻、垂れた耳、飛び出した目などとして現れた。ラヴァターは先人たち、つまりアリストテレスやデッラ・ポルタよりもはるかに細かく、外見的特徴とその人の性格および行動を結びつけた。たとえば、「大きな目」「薄い唇」「青もしくは茶色の痣」が顔にある人は、ユダのような裏切り者なので避けるべき、としている。さらに鼻に関しては以下のように定義している。

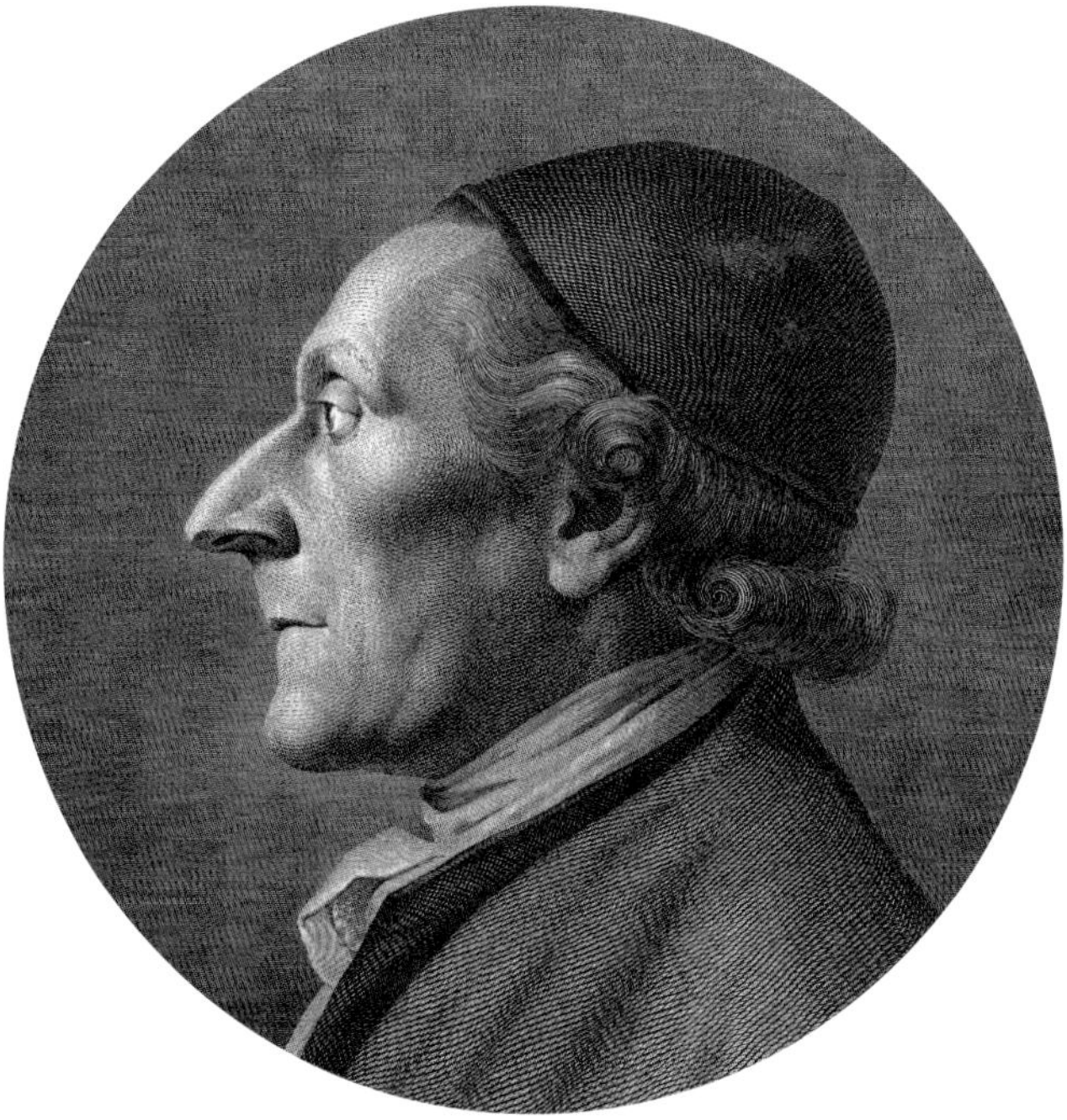

ウィリアム・ブレイク作『ヨハン・カスパー・ラヴァターの肖像』1800年。

観相学的に優れた鼻は特に顔の科学に基づいて定めることができる（中略）額と顔の下半分を結ぶ中心となる部位でもある鼻は顔を決定づける。

この顔の決め手となる鼻を評価するために、ラヴァターは角度、比率、大きさから割り出す数学的手法まで導入している。当然、ラヴァター自身は正統な、知識人として認定される理想的な鼻の持ち主だった。ブレイクはラヴァターの鼻を際立たせるかのように、横顔の肖像を残している。これを見ると、ラヴァターの鼻梁はわずかに弧を描き、目から上唇まではそれなりの長さがある。眉間と鼻梁のあいだにくっきりとしたくぼみがあり、鋭く尖った鼻先はぐっと前に突き出している。このような鼻であれば、自慢するのも無理はない。

現代人の我々からすると、ラヴァターの鼻の分析は単に馬鹿げているだけでなく、気が遠くなるほど複雑である。しかし、彼はもっと分かりやすい基本的タイプも示しているので紹介しよう。

この表を見ると、アリストテレスの分類といくつかの点で違いがあることが分かる。たとえばアリストテレスの場合、鉤鼻は勇気や慎重さを表していた。また情熱的な人は、尖った鼻ではなく、幅の広い鼻であるとされた。そして、ラヴァターのように長くて細い鼻の人はうぬぼれが強く、好奇心が旺盛とされていた。

では、ビーグル号の艦長はダーウィンの鼻のどこが気に入らなかったのだろうか。ジュリア・マーガレット・キャメロンが一八六八年頃に撮影した（六十歳近い）ダーウィンの写真を見ると、明暗のコントラストがはっきりとしているので鼻がさほど大きくなく、眉間から鼻梁までが短くて細いことが分かる。そして鼻先に向けて急激に広がって、鼻翼よりも幅の広い、丸みを帯びた鼻先となっている。

ジョージ・リッチモンドが一八四〇年に描いたダーウィンの肖像画では、この写真とかなり異なる形状の鼻が描かれている。鼻梁は先まで細く、鼻先も小さく尖っている。鼻翼の幅は鼻全体より広いが、それでもかなり小さい。当時のダーウィンは若かったとはいえ、写真と比べてこれほどの差があるのは不自然だ。ジョージ・リッチモンドによる肖像画は、内面と外見が一致しなければならないという原則に基づいて理想化された可能性がある。

フィッツロイ艦長がダーウィンの乗船を躊躇した理由はおそらく、ラヴァターの法則に基づいて、

形　状	特　徴
ワシ鼻もしくはローマ鼻	横暴で気性が荒い
長い鼻梁	崇高な精神
鼻の側面が軟らかい	官能的傾向
鼻根で曲がっている鼻	生まれながらの指導者、断固とした決断力がある
小さい鼻孔	内気
尖った鼻	情熱的
鼻の下が長い	慎重
短く平たい鼻	淫乱

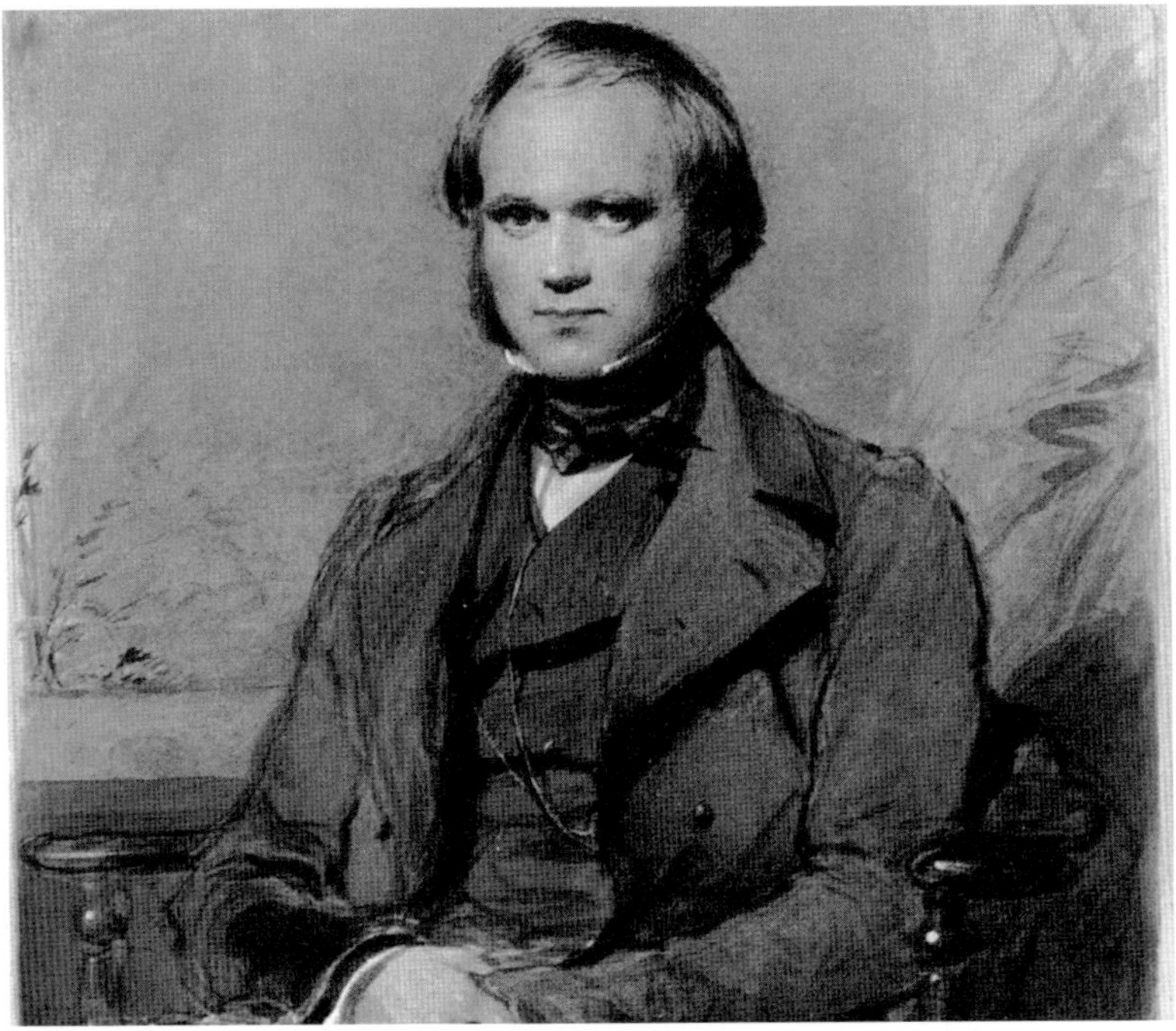

ジョージ・リッチモンド作『チャールズ・ダーウィンの肖像』1840年頃。
ダーウィンは非常に控えめな鼻をしていた。

彼の短い鼻梁と丸い鼻先から、崇高な精神と情熱に欠けた人物と判断したからだろう。さらに、ダーウィンの比較的小さな鼻孔は内気な性格の表れとされていた。つまり、総合的に見て彼の鼻は断固たる決意のある真面目な学者の鼻ではなかったのである。だから艦長は、このような人物と何カ月も一緒に海の上を漂うことを躊躇したのであろう。

ダーウィンは晩年、自身の鼻について頻繁に議論している。ときには、その議論が自然選択説か神の意志かという次元にまで発展した。ダーウィンの友人で、非常に敬虔な地質学者チャールズ・ライエル（一七九七〜一八七五）に宛てた書簡の中で、ダーウィンは単刀直入に次のように訊いている。

正直に答えてください、あなたは、私の鼻の形がインテリジェント・デザイン（知性あるものの意図や意志によって、宇宙や生命が誕生したとする説）によるものだと思いますか？（正直にお答えいただければ大変感謝します）

ライエルは考えておくと約束したものの、結局これに対する答えを返していない。しかし、あきらめきれなかったダーウィンは、アメリカの植物学者エイサ・グレイ（一八一〇〜一八八八）にも手紙を出し、ライエルとの書簡のやり取りについて意見を求めた。ここでもダーウィンの持論、つまり鼻の形成にはいかなる神の意志（もしくは知的設計）も働いていないことを強調している。ダーウィンは人間の鼻の形が多様であるように、鳩のくちばしにも種類があることを観察していた。それを踏まえて、グレイに宛てた手紙では「神は鳩のくちばしにまで鼻を突っ込んだとお考えでしょうか？ それともやはり自然選択が原因だとお考えですか？」と、自然選択をわざわざ大文字で強調していた。

波紋を呼んだ顔の科学

我々現代人は艦長の原始的な考えに疑問を感じるが、当時としてはかなり普及していた理論であった。しかも現代でもこのような考えは大して「進化」していない。

二〇〇六年のジャニーヌ・ウィリスとアレクサンダー・トドロフの研究論文によると、人は数秒で

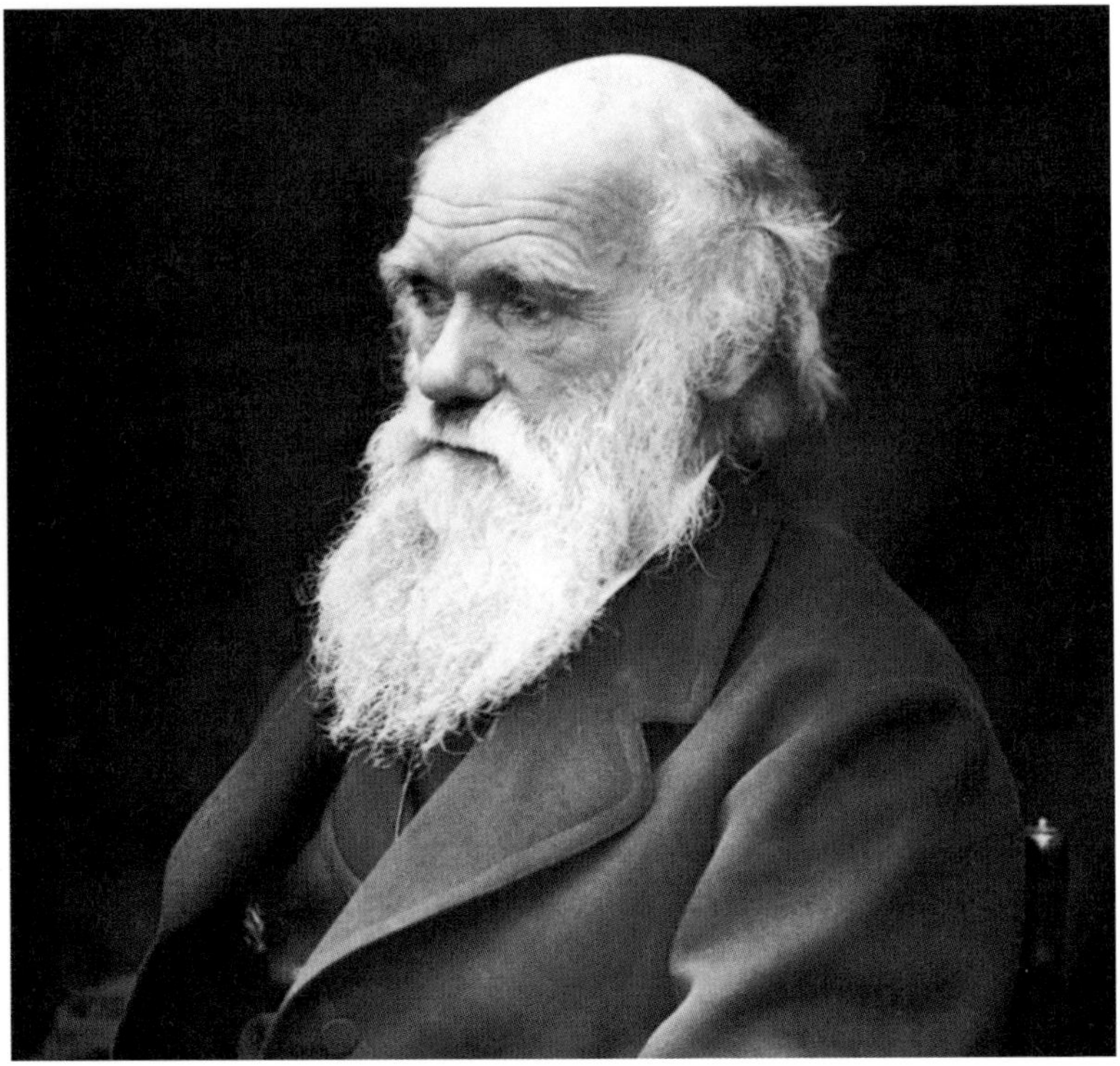

ジュリア・マーガレット・キャメロン撮影『チャールズ・ダーウィンの肖像』1868年頃。
ダーウィンの特徴的な鼻がよく分かる。

初対面の人の顔を「読み」、その人の性格や地位を判断するそうだ。しかも、実験に参加した人のあいだでは、ある人物に対して、同じような判断をくだす傾向があるとのことだった。つまり、顔の特徴が与える印象自体に先入観が関与することを意味している。我々が選挙で投票する際は、より「有能そうな」顔の人物に投票しないだろうか。また童顔の人のほうが、いかつい顎の人よりも早く釈放される確率が高いのもその一例である。

しかし実際は、顔の形状とその人の性格はほとんど関係ない。セント・アンドリューズ大学のアンソニー・リトルとデイヴィッド・ペレットは、人の第一印象は大抵の場合、実際の人となりとは合致しないことを証明している。それでも人は第一印象を強く信じる傾向があるのもまた事実である。

10章 ナポレオンの鋭い鼻

十九世紀の鼻科学

ナポレオン・ボナパルト（一七六九〜一八二一）の鼻は形状も嗅覚も鋭かった。肖像画の姿をそのまま信じてはいけないことは先の章で学んだが、ナポレオンの肖像画を信じるとすると、鼻は常に尖った形状で描かれている。また、このヨーロッパ随一の政治家は嗅覚が敏感であったことも知られている。

ナポレオンの秘書だったラス・カーズ伯爵は一八二三年に出版された『セント＝ヘレナ覚書』で、ナポレオンはにおいに大変敏感だったと述べている。

ワーテルローの戦いで敗れたナポレオンはセント・ヘレナ島に流される際に、乗船したノーサンバーランド号の塗りたてのペンキのにおいに非常に苦しめられたそうだ。さらに、島に到着してからも、新しい住まいとなるロングウッド・ハウスに移り住むまでに数日かかった。理由は同じくペンキが塗りたてであったから。彼は毎日のように使いの者をロングウッド・ハウスにやり、ペンキのにおいが取れたかどうか確認させた。

ナポレオンの侍従だったルイ・コンスタン・ウェリ（一七七八〜一八四五）によると、ナポレオンは寝室に銀の皿を置き、そこでアロエウッド、砂糖、酢を混ぜたものを焚いていたらしい。またウェリが特に記憶に残っている出来事は、ナポレオンからマドリードで見初《みそ》めた美しい女性を連れてくるよう命じられたが、いざ彼女を連れていくと、彼女のにおいがいやだからマドリードに送り返すよう命じられたことだった。

反対にナポレオンの妃、ジョゼフィーヌ・ド・ボアルネ（一七六三〜一八一四）のにおいは大変気に入っていたようである。信憑性のほどは定かではないが、ナポレオンは戦場から妻に宛てて「三日後に帰るから、風呂には入らないように」と書き送ったそうだ。しかし、妃が愛用していたムスクのにおいにはさすがの皇帝も閉口していたに違いない。ジョゼフィーヌはこのムスクを大量に使用していたため、死後百年経ってもそのにおいが遺物に残っていたぐらいだ。ムスクとは、ジャコウジカの香嚢《こうのう》を原料とする動物性の香料のことである。ナポレオン愛用のさわやかなオーデコロンと、この重い動物性のにおいとは正反対と言ってもいい。

このナポレオンを虜にしたオーデコロン（またはケルンの水）の商品名「４７１１」は、彼がケルンを占領した際に、これを開発した工房に振られた番地である。ちなみに、開発者はドイツ人ではなく、イタリア人のジョヴァンニ・マリア・ファリナ（一六八五〜一七六六）だ。オーデコロンの主要成分はローズマリー、ベルガモット、オレンジなどの柑橘系果実である。

ナポレオンは日々このオーデコロンを身体につけていただけでなく、シリンダー型の瓶に入れ、ブーツに挿して常時持ち歩いていたそうだ。おそらく、運命を決定づけることになる最後の合戦においてもこの香りを嗅いでいたに違いない。

何はともあれ、ナポレオンの鼻がナソテックに保存されていないのは残念だ。とはいえ、新鮮な香りを愛した鼻をかび臭い博物館に陳列するのは、本人にとっても不本意だろう。彼の鼻を展示するのであれば、香水博物館が一番ふさわしいかもしれない。

二〇二一年に化学者のパルヴェス・ハリスは、オーデコロンの過剰使用は、ナポレオンの命を危険にさらしかねなかった、と述べている。エーテル油の多用は健康を害するからだ。悪臭から身を守ろうとした結果、図らずも自身を滅ぼしていたかもしれない。

鼻科学者と呼ばれたナポレオン

ナポレオンはにおいだけでなく、鼻の形にもうるさかった。自分のもとで働く者たちを鼻の形で選んでいたと言われる。「頭を使う重要な仕事を頼むのであれば、可能な限り鼻の長い者を選ぶ」と明言していた。彼の鼻への強いこだわりを揶揄《やゆ》して、「鼻科学者」と呼ぶ者もいた。鼻科学とは十九世紀に観相学から派生した、鼻に特化した研究のことである。鼻科学では、ラヴァターらの観相学とは異なり、顔のほかの部分は対象外だった。また、数学的な評価法もさほど重要視されなかった。特徴としては、「ローマ鼻」や「ギリシャ鼻」などのように、地名やその地域に住む人々によって分類し

形　状	特　徴
ローマ鼻 （わずかに曲がった鼻梁）	実行力、決断力、気迫がある。 繊細さに欠ける
ギリシャ鼻 （まっすぐ）	洗練された性格、 芸術を愛する、熱意がある
思索的な鼻 （鼻先が広がっていて、鼻孔が大きい）	知性的、熟考型
ユダヤ鼻／シリア鼻 （鼻梁にはっきりとした段が見られる）	抜け目がない、狡猾、 世故に長けている、 本質を見抜く
上向きの鼻 （鼻梁がくぼんでいる）	直感力がある、狡猾、弱い性格、 厚顔無恥、不作法
切株鼻 （平たく、短い鼻梁）	弱い性格、厚顔無恥、不作法

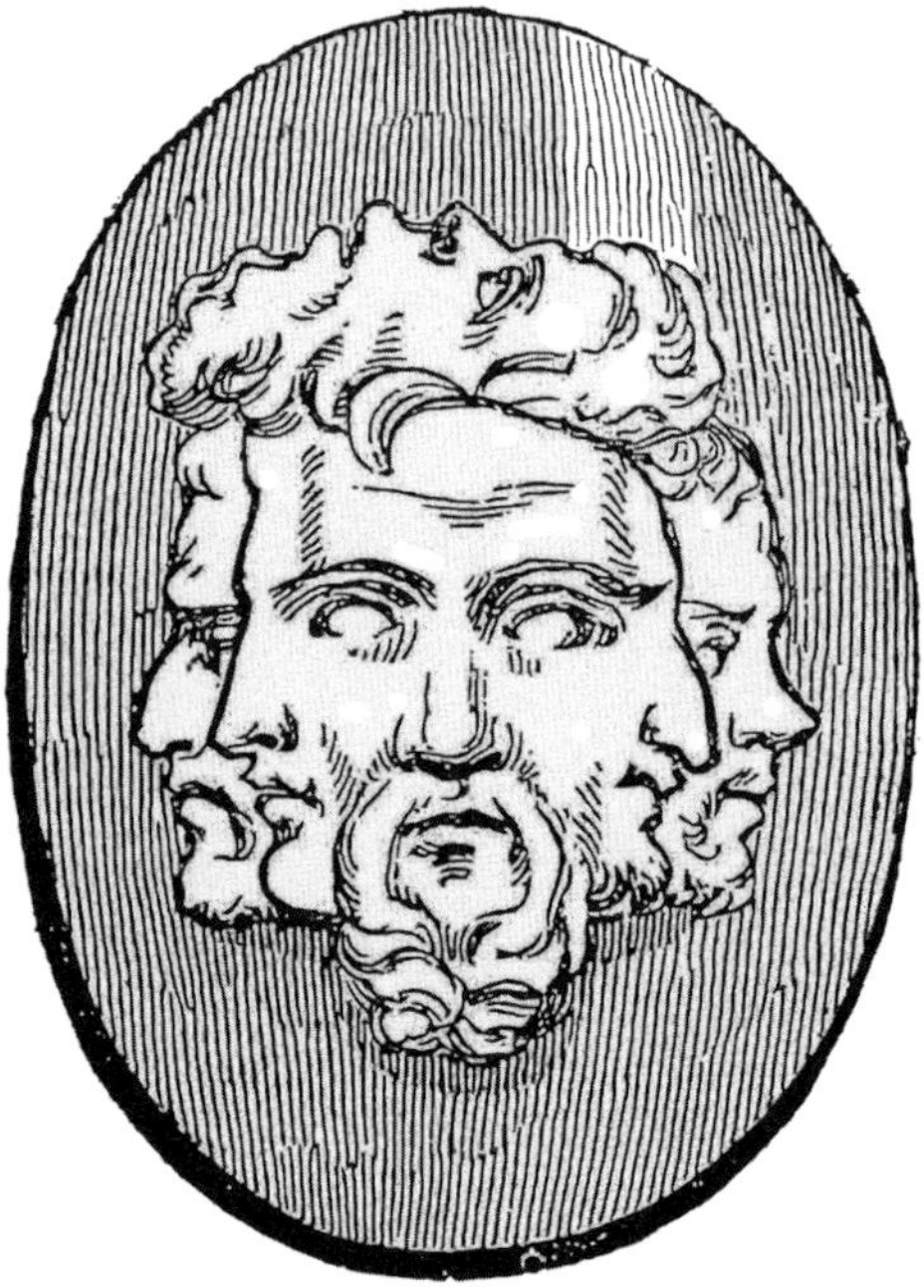

1852年頃の木版画。鼻科学でよく引用されている6種類のタイプの鼻。
左から右に向かって、ローマ鼻、ギリシャ鼻、思索的な鼻、ユダヤ鼻／シリア鼻、上向きの鼻。帽子のように上に描かれている切株鼻。

ていたことである。これは、のちのナチスの「人種」という概念にも通じる。鼻科学者イーデン・ワーウィック（ジョージ・ジャベットのペンネーム、詳細は不明）によると、前ページの表にあるとおり、少なくとも六種類のタイプに分類されるとしている。

ワーウィックが著した『*Notes on Noses*（鼻に関する本）』（未邦訳、一八五二）に無名の版画家が非常に明確な、これらの六つのタイプの木版画を載せている。その図版は左から右に向かって（前ページの表では上から下になっている）優劣のヒエラルキーで構成されている。つまり、ローマ鼻が最も優れていて、切株鼻が最も劣っていることを示している。

平たく、短い形状の切株鼻は、ワーウィックによると未発達の表れである。また、真ん中に位置する思索的な鼻は、鼻先が広がっていて、大きな鼻孔があり、知性的とされている。

この六つ以外にも、ワーウィックはこれらを組み合わせた様々な形状の鼻について言及している。注目すべき点は、各タイプの特徴は性別によってその良し悪しが変わってくることだ。多くの理論や発明が男性を対象としている場合が多いように（たとえば男性のみに治験が行われた薬品など）、この分類に関しても女性には焦点が当てられていない。しかし、性別によって解釈が異なるという点に関しては、従来の観相学と類似している。たとえば、上向きの鼻は知性に欠け、直感で行動するとされているので、男性にとっては致命的だが、女性の場合は好意的に受け止められる。

ワーウィックはさらに、男性は大きな鼻の女性を好きにならない、と述べている。なぜなら「どんな男性も理詰めでかかってくる女性を配偶者として選びたくない」からだ。また、鼻の形は人の先天的性質を表すというワーウィックの理論から、勉強をしたところで鼻は大きくならない、という馬鹿げた結論が導かれる。

鼻は「長ければ長いほど、その人の地位は高くなる」という当時の信条から、よほど鼻の低い男性が現れない限り、女性に求められている性質上、女性の鼻が男性よりも大きいということはあってはならなかった。いずれにしても、このような分類は参考程度にとどめておくべきだろう。

支配者の鼻

ワーウィックの理論に従えば、ナポレオンの鼻はギリシャ鼻の条件を満たしている。一八〇三年頃に描かれたナポレオンの第一執政時代の肖像は「ありのまま」の姿だとされる。たしかにこの肖像画を見る限り、ギリシャ鼻の要件である、まっすぐな鼻梁ではないにしろ、その条件は充分に満たしている。また、ナポレオンの目は非常に奥まっており、鼻梁は緩やかな角度で額と繋がっている。これは、ワーウィックによると、洗練された性格と熱意の表れである。

『鼻に関する本』では、ナポレオンの鼻と、もう一人の伝説的英雄アレクサンドロス大王(紀元前三五六〜前三二三)との類似性が述べられている。ナポレオンと比較された肖像

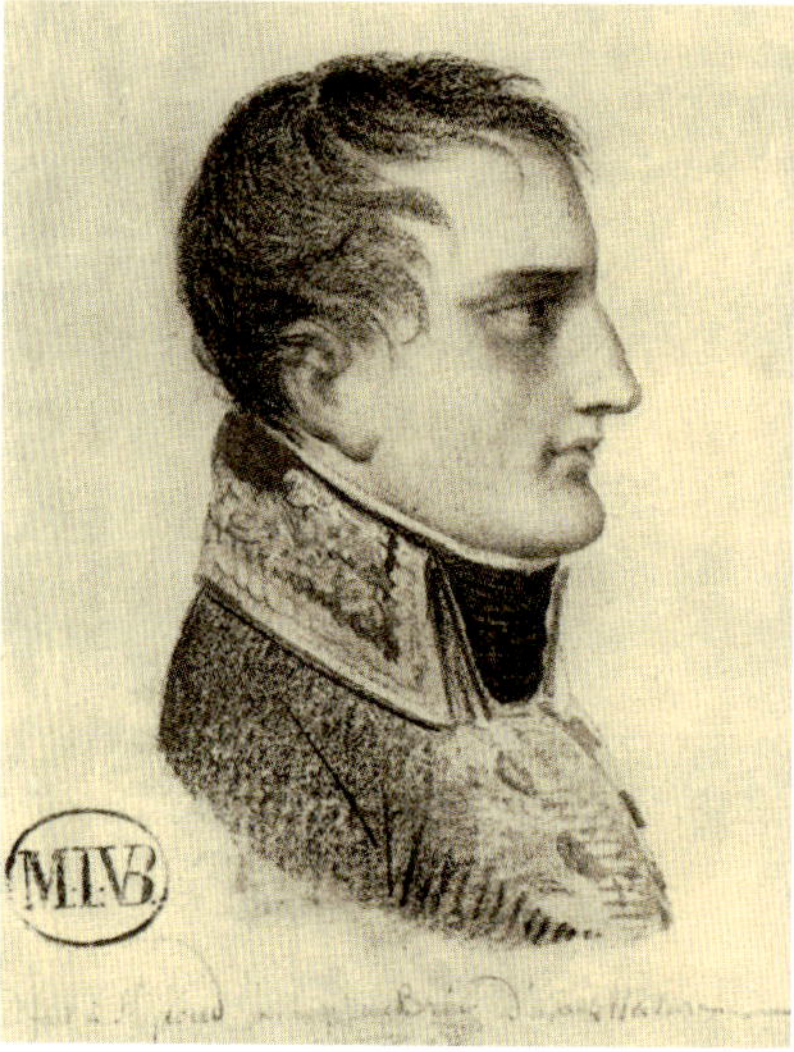

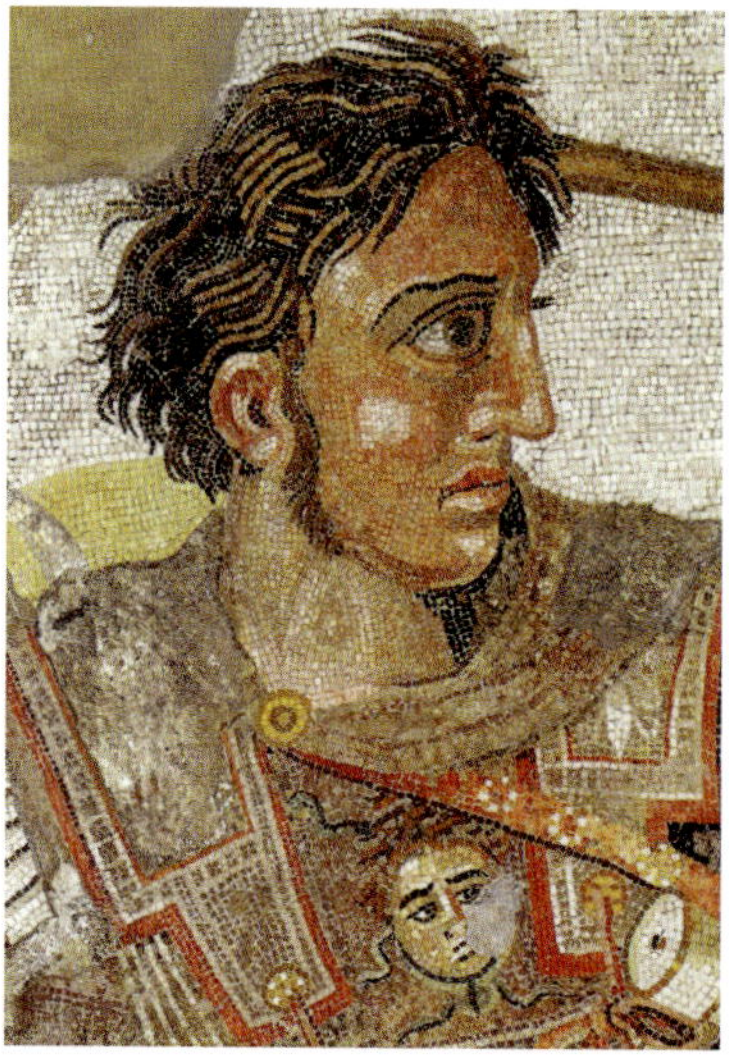

左:マテウス・イグナティウス・ファン・ブリー作『第一執政ナポレオン・ボナパルトの右を向いた横顔』1803年頃。ナポレオンが典型的な支配者の鼻で描かれている。
右:アレクサンドロス大王のモザイク画。紀元前100年頃。

は、ナポリ国立考古学博物館で見られる有名なアレクサンドロス大王のモザイク画だ。等身大のモザイク画には無数の小さな石（バーミセリ）で、チャリオット（戦闘用馬車）に乗ったアレクサンドロス大王が、ペルシャ帝国のダレイオス三世（紀元前三八〇〜前三三〇）と戦っている情景が描かれている。私が二十代の頃に初めてこのモザイク画を見たときの感動は今でも忘れられない。たしかに、このモザイク画のアレクサンドロスの鼻はナポレオンの鼻とよく似ている。額と鼻梁が織り成す角度、鼻の長さ、そして奥まった目までも似ている。

少し斜めから描かれているアレクサンドロスの横顔は、ナポレオンの肖像画を描いた十九世紀の画家にとって格好の手本になったに違いない。写実的に描くのではなく、歴史を超えた英雄的性質や地位を充分に表現する手法だ。

十九世紀では典型的なギリシャ鼻が再び脚光を浴びていたようである。当時、建築や彫刻などの文化面でも古代の古典に回帰していたことを考えると不思議ではない。

鼻の証人

実際のナポレオンの鼻がどのようだったかはほとんど分かっていない。肖像画およびデスマスクは実際の姿を表しているわけではないし、多様な形で表現されている芸術作品からは実際の姿は推し量れない。

しかし、ナポレオンと同時代の人物が書き残した証言がいくつか残っている。中でも軍人のデニス・ダヴィドフ（一七八四〜一八三九）の証言は、意識的に誇張されているので、かえって信憑性がある。ダヴィドフは、初めてイタリア人の（コルシカ島はナポレオンが生まれる一年前まではジェノヴァの統治下にあった）ナポレオンと遭遇したとき、彼の鼻が鉤鼻でなかったことに大変驚いたと書いている。そして「彼の鼻は少し曲がってはいるが、意外とまっすぐだった」と続けている。この証言は、博物学者アレクサンダー・ヴィルヘルム・フォン・フンボルト（一七六九〜一八五九）の見解と一致する。彼は「ナポレオンの鼻梁はいくぶん折れ曲がっているが、段鼻と呼べるほどではない」と述べている。さらにフンボルトは「ナポレオンがしゃべるたびに鼻も一緒に動く」としていることから、鼻と上唇までの長さも想像がつく。

これらの証言からナポレオンの鼻はギリシャ鼻とローマ鼻の中間であったことは間違いなさそうだ。

身体は小さいが、鼻は大きい

ナポレオンはしばしば不当に背の低さを強調される。これはイギリスによるネガティブキャンペーンの名残だ。ナポレオンの実際の身長は一メートル六十八センチだったので、当時のフランス人としては平均的である。鼻の大きさを過大評価されがちなのも、こうしたプロパガンダの影響かもしれない。しかし、二十一世紀の我々が考えるよりも肯定的な意味での誇張だったのである。今までの章からも分かるように、一角《ひとかど》の人間に見られるためには、鼻がそれなりに大きくなければならなかった。偉大な指導者の鼻は、女性のクレオパトラも含め、数々の芸術作品によって、実物以上に大きな鼻として我々の記憶に刷り込まれている。特に権力や強さを視覚的に訴えるため、彼らの肖像は側面から描かれることが多かった。「プロフィール（横顔）」という言葉が「人物紹介」を意味するようになったのもその名残である。今日では貨幣において多少見られる以外に、このような側面から描いた肖像画は少なくなった。

シュルレアリスム的変形

ナポレオンの鼻は彼の死後も人々にインスピレーションを与え続けた。スペインのシュルレアリスム芸術家サルバドール・ダリ（一九〇四〜一九八九）は、『奇妙な廃墟の中で自らの影の上を心配でふさぎがちに歩き回る、妊婦に形を変えるナポレオンの鼻』という絵画で二つもナポレオンの鼻を描いている。

ダリの作品の中で、これほど明確な題名はほかにない。たしかに前方にナポレオンの像の実物があり、その背後に、岩、山、枝などが織り成すナポレオンのシルエットが見える。その中で、妊婦と思われる青いドレスの女性がナポレオンの鼻を形作っている。シュルレアリスムの作品の常として、その意味するところは難解だ。しかし、フロイト的分析を当てはめてみると意外と分かりやすい。つまり、鼻は生殖器の象徴であり、その鼻と妊婦が一体化していると考えられる。そのことは、棒で支えられた周辺のペニスらしきものからもうかがえる。歩き回っている、ふさぎがちな妊婦は、数えきれないほどいたナポレオンの愛人たちと、その非嫡出子たちを象徴しているのかもしれない。
前方のナポレオン像は別の物語を展開している。こちらは女性から拒絶され、長い槍のようなもので刺されている。後方のナポレオンと立場が逆転しているかのようだ。あるいは、前方のナポレオンはひょっとするとダリ自身のマゾヒズムを表しているのかもしれない。ダリの妻ガラは非常に支配的な女性で、ダリ以外の男性と浮気三昧であったが、彼はそんな妻を愛してやまなかった。
それにしてもなぜ、ダリはこれほどまでにナポレオンの鼻に惹かれたのだろうか。自伝に「六歳のときには料理人になりたかった。七歳のときにはナポレオンになりたかった。それ以後、私の野心はどんどん大きくなっていった」という記述がある。そして、晩年にある記者から「世界で最も有名な芸術家になった気持ちはどうですか」と尋ねられると、こう答えている。

私は世界一有名な芸術家なのだろうか。町で私のサインを求める人たちは、私が歌手なのか、俳優なのか、頭のおかしなやつなのか、あるいは作家なのか知らない。

ダリの名声は彼自身を超えてしまったのかもしれない。

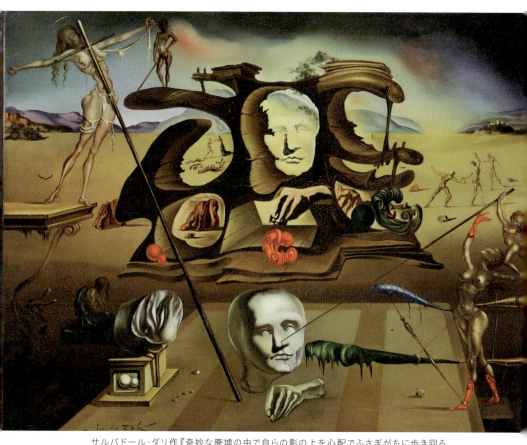

サルバドール・ダリ作『奇妙な廃墟の中で自らの影の上を心配でふさぎがちに歩き回る、妊婦に形を変えるナポレオンの鼻』1945年。

ワーテルローの水

絵具をもってすれば、いかなる鼻も、出来事も、その他のどんなことも永遠に残しておける。しかし、歴史のもっと儚《はかな》い部分、たとえば、すぐに消えてしまうにおいなどを再現できるのだろうか。

ナポレオンはセント・ヘレナ島で愛用のオーデコロンのストックが尽きたとき、さぞ絶望したことだろう。とはいえ、不可能という言葉を知らない男なので、すぐに解決策を見出した。従者のルイ・エティエンヌ・サン・ドニ（通称アリ）をロングウッドの小さな図書館まで走らせ、ケルンの水（オーデコロン）のレシピを研究させた。当時はまだ、オーデコロンのことを「アクアミラビリス（奇跡の水）」と呼んでいた。アリは調査で得た知識をもとに、ローズマリーや柑橘系の果実を求めて島じゅうを走り回った。衰弱している主人を元気づけるために、なんとしてもオーデコロンを作りたかったのだ。

何かのはずみで、ふっと匂ってくる香りが妙に懐かしく、過去のとある時点のとある場所に引き戻されることがある。たとえば祖父の膝の上や、幼少期に過ごした家にタイムスリップするように。ナポレオンもまた、オーデコロンの香りを嗅ぐことによって、皇帝であった輝かしい時代に思いをはせていたのかもしれない。葬儀の際には、生前愛したオーデコロンを燃やして供養したため、周辺一帯はナポレオンの破れた夢の香りに包まれた。

香りは消えても、幸いレシピは残った。アリが書き残したオーデコロンのレシピは、世界屈指のフランス人調香師ジャン・ケルレオの手に渡り、一九九一年に彼はその複写を作成した。この複写されたレシピは現在ヴェルサイユにある香りの博物館「オスモテック」に厳重に保管されている。

ナポレオンの亡命に先立つ運命の合戦は、絵画のみならずにおいの分子としても永久に保存されている。それは私の論文の一部でもある「失われた香りを求めて」というプロジェクトだ。このプロジェクトは香料会社IFFヒルフェルスム、アムステルダム国立美術館と共同で実施された。このプロジェクトにはほかにも、調香師のビルヒッツ・セイブランツとにおいの専門家ベルナルド・フレミングが参加している。彼らはナポレオンの敗北から二世紀の時を経て、予想と調査により、ヨーロッパにおける最も重要な歴史的瞬間の一つを瓶に閉じ込めた。「ワーテルローの戦いではどのようなにおいがしたか」がプロジェクトのテーマである。もちろん「戦場のにおい」というものがあるわけではない。戦場でダイナミックに行き交う様々なにおいの集合体を再構築したのだ。

当時の兵士たちの日記を見ると、自身が負った怪我のことよりも、忘れがたいほどの騒音と悪臭について書き残している。乗り手以上に恐怖におののく何千頭もの馬の汗は、煙のような、やや甘いにおいがする。IFFヒルフェルスムは、これらのにおいをかなり忠実に再現できる「リビングテクノロジー」という技術を持っている。これには、対象物が発する気体の分子を吸着させて分析する、ガスクロマトグラフィーという手法が使われている。

人が恐怖に直面した際にかく汗のにおいは、かなり刺激臭が強い。セイブランツはこのにおいを、不快なにおいを発するハーブを加えることで再現した。さらに、花火でお馴染みの火薬のにおいも戦場には欠かせない。また、ワーテルローの戦いには特有の条件があった。雨が降っていたことである。

湿気は土のにおいを変化させる。つまり、1章で言及したペトリコールだ。大砲により深くえぐられた地面は粘土質を露呈し、土のにおいがより強く香ったに違いない。

これらの戦場のにおいの構成要素に、さらにもう一つのにおいが加えられた。様々なにおいの中でも心地よく、懐かしい、オーデコロンの香りである。多くの兵士の中でも特にナポレオンから発せられたであろうこの香りは、ワーテルローの戦いには欠かせない。

ここまで挙げてきた戦場のにおいは、ましな部類に入る。このプロジェクトに一つだけ加えられなかったにおいがある。死体が腐敗するときのにおいだ。これほど強烈に不快感を呼び起こすにおいはほかにない。従軍記者ロベルト・ドゥルメルスはそのにおいを以下のように描写している。

まるで蜂に刺されたような感覚である。このにおいを嗅ぐと、反射的に身体が飛びのく。かつて一度も嗅いだことがないのに、身体のすべての細胞が、死んだ人間のにおいであると認識する。

アムステルダム国立美術館では、ヤン・ヴィレム・ピーネマン（一七七九〜一八五三）がワーテルローの戦いを描いた絵画を鑑賞するのと併せて、この「ワーテルローの水」を嗅ぐことができる。そのため、何も知らずに博物館を訪れる人に人間の腐敗臭を嗅がせるのはあまりにも心無いように思われたのだ。

我々プロジェクトチームは同美術館の啓発部門と共同で観客の反応を調査した。結果は驚くべきものだった。「ワーテルローの水」を嗅いだあとにピーネマンの作品を見ると、馬が動いて見えたという人がいた。絵画を見ているのではなく、自分も絵画の中に入り込んだような気がしたという人もいた。ほかにも、自分の祖母を思い出した人や、においを嗅いだあとで絵画を見ると、暗く曇った空や湿った地面に目が行くようになったという人が大勢いた。さらに、恐怖に怯える馬の目が気になったという人もいた。においを嗅ぐとより多くのものが見える、という私の持論が裏づけられたことになる。

もう一つ、興味深い発見があった。私がガイドを担当した目の不自由な人のグループの中に、後天的に視力を失った写真家ハンネス・ヴァルラーフェンがいた。彼は「ワーテルローの水」を嗅いだあと、次のように話してくれた。

「私は耳でものが見えることを知っていたが、このプロジェクトのおかげで、鼻でも、ものを見ることができると知った。絵画の詳細が突然手に取るように分かったんだ」

ピーネマンの作品を鑑賞する際ににおいを嗅ぐことは、鑑賞者にとって大きな付加価値となる。また、特に視力の弱い人にとっては、新しい世界が開けると言っても過言ではない。

11章 私の鼻にケチはつけさせない

童話に描かれた典型的な鼻

フィクションの中の大きな鼻と言えば、やはり魔女の鼻だろう。彼女たちの鼻は「高い地位を示す」などというレベルを超えて現実離れした大きさである。グロテスクなのは鼻だけではなく、全体の容貌からして醜く描かれている。大抵の場合、大きなイボがあり、藁《わら》のような髪の毛と突き出た顎をしている。

スラヴ系の国ではよく知られている魔女、バーバ・ヤーガを描いたイラストレーターのイワン・ビリービン（一八七六〜一九四二）は、魔女が老人であることを強調するために鼻先を紫色にしている。童話に出てくる魔女は容姿が醜いだけでなく、性格も邪悪である。

グリム兄弟作の『ヘンゼルとグレーテル』では、魔女はヘンゼルを食べるために、妹のグレーテルに兄を太らせるように命じる。

このように多くの場合、魔女は残酷で意地悪で自己中心的とされる。現代でも典型的な魔女の外見と内面が一致しているということは、二十一世紀になってもまだ観相学の影響を引きずっているということだ。

『オズの魔法使い』で、ドロシーは一人の魔女に「なぜ、あなたは魔女なのに美しいの?」と訊く。すると、その魔女は悪い魔女だけが醜いのだと答える。若い頃のジュディ・ガーランド(一九二二〜一九六九年)が主役を務めた、一九三九年の映画『オズの魔法使』では、ドロシーと西の悪い魔女の鼻の大きさの差が際立っていた。ドロシーのお姫様のような上向きの鼻までが、魔女の大きな鉤鼻の前でおののいているかに見えた。魔女役を演じた女優マーガレット・ハミルトン(一九〇二〜一九八五)は、特殊メイクにさほど時間がかからなかった。もともと大きな段鼻の持ち主で、監督も彼女の鼻を見てこの役にうってつけだと思ったそうだ。結局、自前の鼻の先に少し手を加えただけだったらしい。ハミルトンは新人の頃、(父親も含め)さんざん形成手術を受けるよう勧められて悔しい思いをした。そうでもしなければ、「絶対に役をもらえない」というのである。これらのアドバイスを退け、彼女はその後コメディ女優に徹することにした。おそらく、「美しくない者は面白くなければならない」という世の通念からだろう。ハミルトンはほかにも多くの役をこなしてきたが、結局は緑色の魔女として人々の記憶に残るはずだ。

魔女と呼ばれる人は十五世紀から十八世紀にかけて、つまり童話に登場するよりも前からすでに存在していた。魔女の烙印《らくいん》を押された何千人もの女性が火刑に処されたり、絞首台に送られたりした。このような魔女狩りはヨーロッパのみならずアメリカでも行われた。特に悪名高いのは、十六世紀から十七世紀にかけて、セーラムという町で行われていた魔女狩りである。

魔女を捕らえることができなかった場合は、代わりの者が差し出された。また、魔女か否かを判定するために、縛った袋の中に入れられて川に沈められた。当時の認識では、魔女には重さがないから箒《ほうき》で飛ぶことができるとされていた。従って、もし魔女であれば川に沈めた袋は浮くはずである。袋が沈んだままなら魔女でないことが証明されるが、当然そのときはもう溺死している。

魔女がしばしば鼻の大きな醜い老女として描かれるのは、人種差別、性差別、誹謗中傷の表れだ。このことについて、作家兼ジャーナリストのモナ・ショレは著書『魔女：女性たちの不屈の力』で次のように述べている。


魔女の烙印を押された女性を悪魔と見なすのは（中略）反ユダヤ主義に通じる。魔女の安息日、魔女のシナゴーグ（会堂、または礼拝のための集会）などユダヤ教と魔女を関連づけていたことや、ユダヤ人のように集団でさまよい、キリスト教世界を破壊するものだと考えられていたことなどがその理由だ。また、ユダヤ人と同じような鉤鼻で描写されていたのもその一例である。


魔女の鼻を鉤鼻にした例として、アルブレヒト・デューラー（一四七一～一五二八）が一五〇〇年頃に制作した魔女の版画が挙げられる。魔女のいかめしい横顔を際立たせるために、あえて背景を空白にしている。鉤鼻は魔女の「劣等性」を表していると思われる。

女性がある年齢に達すると役に立たないというメッセージは『赤ずきんちゃん』でも示唆されてい

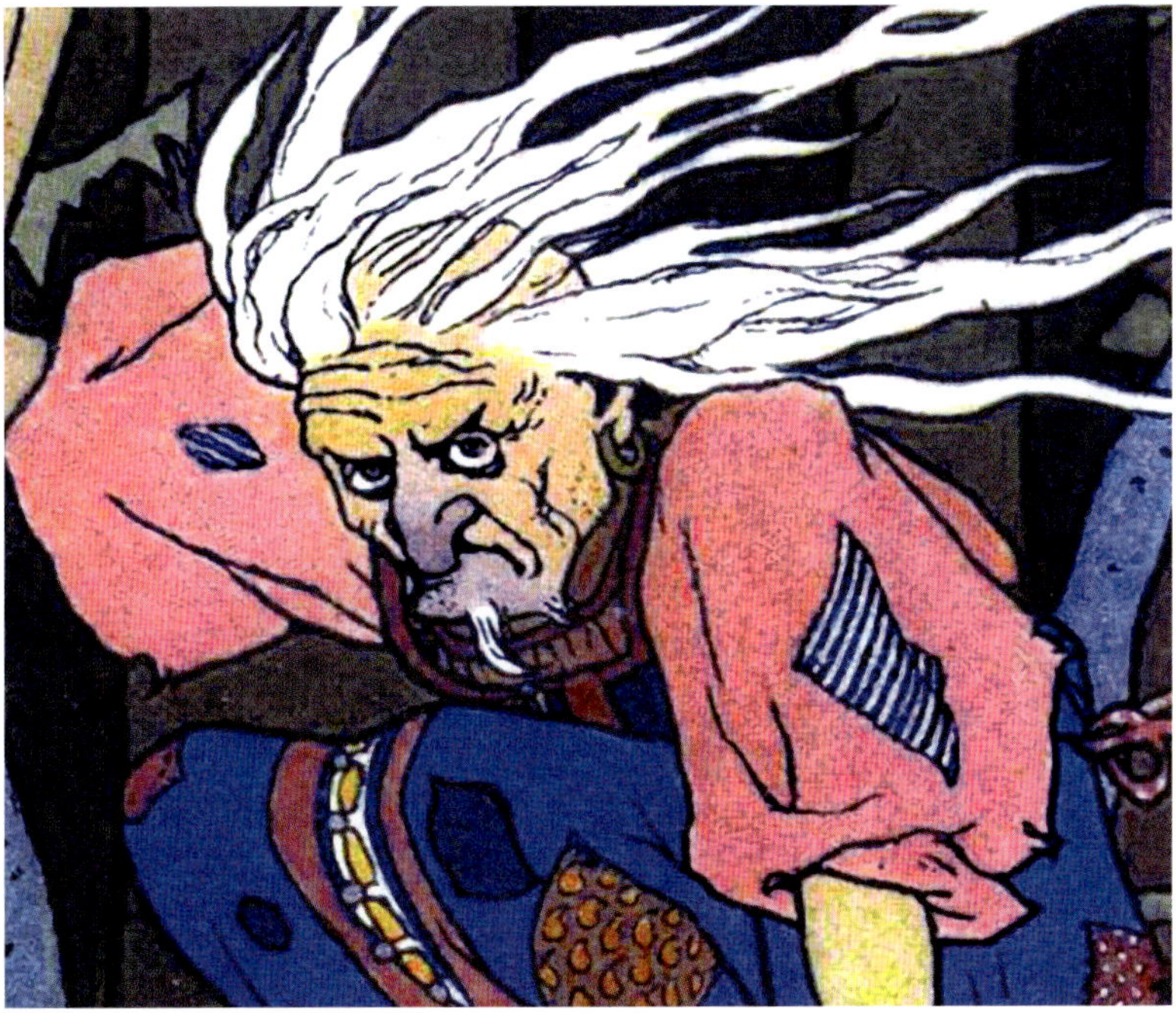

アレクサンドル・アファナシエフ著、イワン・ビリービン挿絵の『*Vasilisa the Beautiful and Baba Yaga*（うるわしのワシリーサとバーバ・ヤーガ）』（未邦訳）より「バーバ・ヤーガ」1900年。

る。赤ずきんちゃんの赤は、原書では女性の初潮の象徴であり、繁殖の可能性を示しているとされる。彼女はオオカミに食べられることなく、ベッドをともにする。一方、おばあさんは次世代を残す可能性がないので、食べられてしまう。

最も新しい魔女の例として、二〇二〇年に公開されたロアルド・ダール原作の映画『魔女がいっぱい』がある。この作品には障害者を含むあらゆる対象の差別、偏見が見られる。作家で障害者問題に取り組むピート・デヴォスはこの作品について次のように述べている。

この映画の魔女はあらゆる伝統的な特徴のほかに、指などの身体の一部

考えに基づいている。

が欠けている者として描かれている。これは五体満足でない者が道徳的に好ましくないという古い考えに基づいている。

配給元のワーナー・ブラザースは、この映画により不快な思いをした人たちに対して謝罪を行っている。

この映画に登場する魔女の鼻は意外と普通の形状である。しかし、これは若い魔女だからだ。鼻は生涯を通して成長し続けるらしいので、死ぬ時点で最大限の大きさに達する。死ぬまでに自分の鼻があと何ミリ伸びるのか、考えてみるのもいいだろう。

前出の鼻科学者ワーウィックによると、女性に人格がないというのは言いすぎだが、男性ほど個性はなく、未発達であるそうだ。小さな鼻、あるいは低い鼻が示す弱い性格は、男性にとっては致命的だが、女性にとっては好ましいことだった。逆もまた真なりで、大きな鼻が示す知的かつ博学の女性は妻として誰も望まない、とワーウィックは述べている。

この言葉はあることを示唆しているように思われた。つまり、魔女への恐怖は男性社会から見た賢い女性への恐怖であったのではないだろうか。

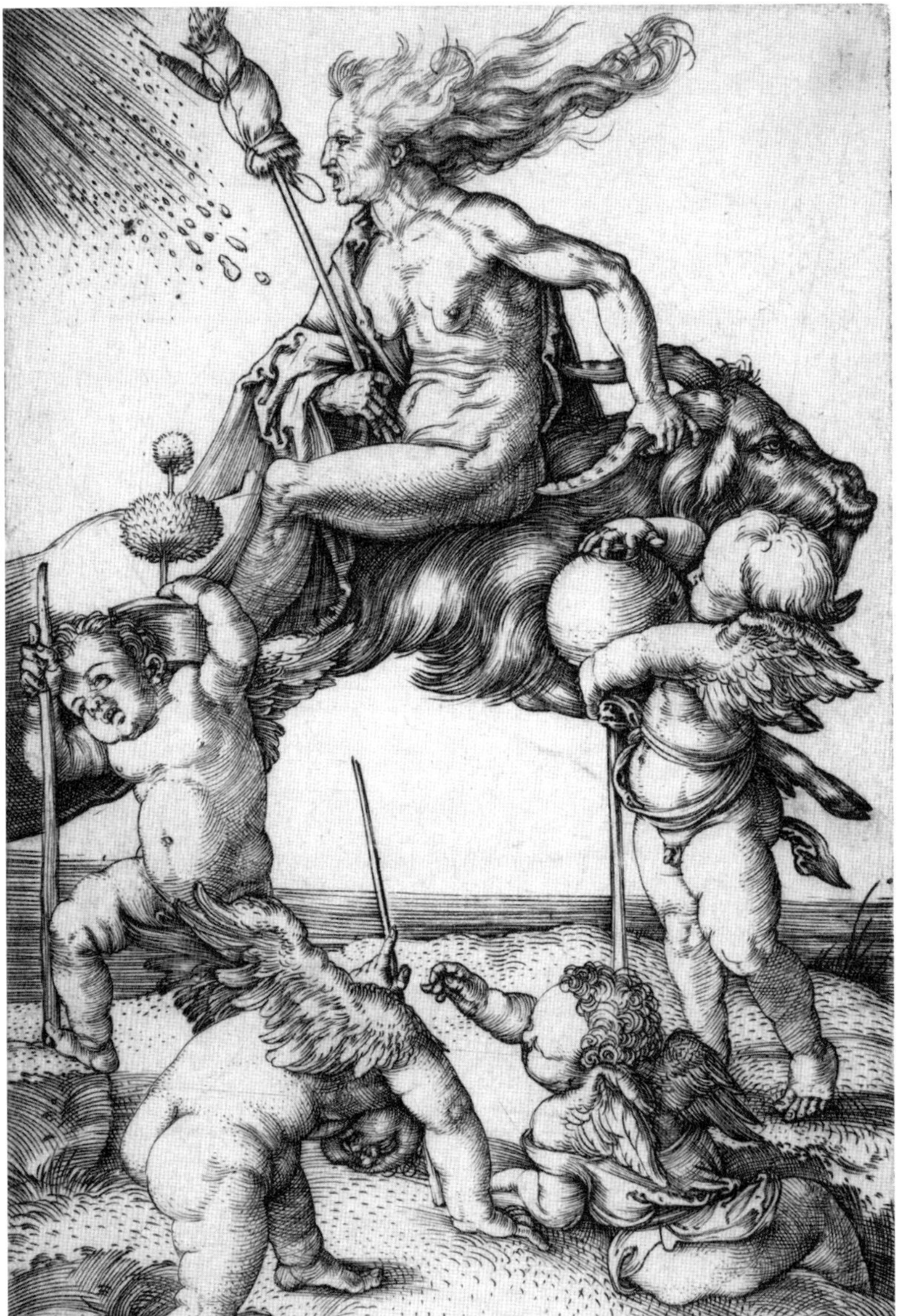

アルブレヒト・デューラー作『魔女』1500年頃。

ピノッキオの魂

本書で扱う中でも、ピノッキオの物語は一番気が進まない。なぜか昔からピノッキオの物語も登場人物も嫌いだった。人が正直でないときに「鼻が伸びる」とよく言われる。かの有名な松の木でできた人形（イタリア語で「ピノ」は「松」のこと）が嘘をつくと鼻が伸びたからだ。私がこの物語を嫌う理由は、大きな鼻と嘘つきが関連づけられているからかもしれない。実際、人は嘘をつくと、血流がよくなって鼻が少し大きくなるらしい。さらに主人公の人形も童話にふさわしくなく、魅力を感じられなかった。赤と緑というクリスマスしか許されないような色彩の服を着て、馬鹿げたとんがり帽子をかぶった木製の子供の物語など少しも想像力をかき立てられない。

しかし、『ピノッキオの冒険』は非常に有名で象徴的な物語なので、避けて通るわけにはいかない。作者のカルロ・コッローディ（一八二六〜一八九〇、本名はカルロ・ロレンツィーニ）は一八八一年に『ピノッキオの冒険』を発表し、ただちに大成功をおさめた。

物語は、孤独な木彫り職人のジェペットが（「ceppo」はイタリア語で「切株」の意味）木彫りの人形を作るところから始まる。この人形は夜のうちに訪れた「青の妖精」のおかげで、話したり考えたりできるようになる。さらに、ピノッキオには感情や自意識もある。だから反省したり、自分がほかの男の子と違うことを理解して、それを悲しく思ったりもする（こうして整理してみると、最近生まれたばかりの息子と重なって、ピノッキオのことが少し好きになってきた）。

だからといって、ピノッキオの鼻が伸びるという設定の意味はまだ解明できていない。フロイト的解釈により、一人前の男性になることへの躊躇を意味しているのだろうか。まったく謎である。しかし、その答えはコッローディのほかの作品、一八九三年に発表された『*Note Gaie*（陽気な手記）』（未邦訳）の中にあった。「魂の鏡から真実を隠すには、本当の鼻の上に作り物の鼻をのせればいい」という記述があるのだ。つまり、鼻は魂を映す鏡（魂の表れ）なので、嘘をつくことができない、という意味である。

では、ピノッキオの魂はどのような状態だったのか。ピノッキオの精神状態はかなり不安定である。基本的に善良な心の持ち主だが、しばしば怪しげな連中と行動をともにする。要するに信じやすく、簡単に誘惑に負けるのだ。その結果、嘘をつかなければならない状況に追い込まれ、誰もが知ってのとおり、鼻が伸びてしまう。

生身の人間であれば変化するはずもない鼻が、この木製の人形の場合、その人格と同様にころころと変化する。以上のことから推察すると、このピノッキオという人形は成長の過程を表しているのではないかと思う。道徳的な面だけでなく、より深い魂の領域における成長の表現で、それが鼻に象徴されているのではないだろうか。

物語の終わりに、ピノッキオは青の妖精によってジェペットの望みどおり、人間の男の子になる。それ以後、ピノッキオの鼻は安定するが、それは内面が充分に成長しきったことを意味するのである。

鼻は鼻──トリストラム・シャンディとピノッキオ

ウィーン在住の文学者ジョージア・パンテリが驚くべき事実を紹介してくれた。ピノッキオの物語は、ローレンス・スターン（一七一三～一七六八）の有名な小説『トリストラム・シャンディ』の登場人物、ハーフェン・スラウケンベルギウスからインスピレーションを受けたのではないかというのだ。コッローディは熱烈なスターン信奉者だった。文体を真似ただけでなく、作品の内容を踏襲することもあった。

鼻の長いハーフェン・スラウケンベルギウスは、作中で『鼻について』という本まで執筆して、あらゆる鼻とその持ち主の性格について論じている。ハーフェンの鼻科学的分析は、主人公トリストラムの先祖にまで及んでいる。それによると、トリストラムの父方の家系はかなり平たい鼻の家系であった。そのためやむを得ず低い社会的地位に甘んじていたが、莫大な結婚費用と引き換えに長い鼻の女性と結婚することにした。しかし、そのためトリストラムは生涯、低い鼻と財政的危機に悩まされることになる。

スターン自身は流行りの鼻科学を信じていなかった。そのことは以下の言葉からも分かる。

私は鼻を次のように定義する。（中略）この果てしなく長い章にわたって言及されている鼻は、また、ほかのいかなる箇所において書かれている鼻という言葉に関しても、それは鼻を意味している

のであり、それ以上でもそれ以下でもない。

スターンが示した鼻の概念から、のちにコッローディがインスピレーションを受けた可能性はある。

第二のピノッキオ

アムステルダム国立美術館には『鼻のお話』という非常に奇妙な作品が収蔵されている。男の子の鼻が伸びるという絵物語だ。『ピノッキオの冒険』が出版された数年後の一八八六年に、ミシュレによって作成されたカラーリトグラフである。しかし、ピノッキオがこの作品のもとになったとは考えにくい。描かれている教訓がピノッキオのそれとはまったく異なるからだ。

オランダ人は子供が道を踏み外さないように、よく脅しめいた教訓を言う。よく知られているのが、聖ニコラス祭（十二月五日）に悪い子は袋に入れられてスペインに連れていかれる、というものである。私の母も、子供の頃は十二月五日が近づくと死ぬほど怖かったと言っている。

『鼻のお話』もやはり恐怖を吹き込む教訓である。添えられた文章はもともとフランス語だったが、オランダ語版は多くの保護者が子供の教育に利用できると感じたに違いない。

内容は、母親が息子の鼻をほじる癖をやめさせようとするというものだ。母親は「ミロのヴィーナス」を引き合いに出し、彼女は鼻をほじったせいで腕を失ったと息子を諭す。しかし、この話は息子の心にさほど響かなかった。そうやって鼻をほじり続けているうちに鼻は大きく伸びてしまい、初めて自分の行いを後悔するようになる。さらに、周りの子供たちからもからかわれ、ゾウに餌をやるように、鼻の孔にパンくずを投げられたりした。ついに絶望した息子のもとに医者が呼ばれ、鼻は切り落とされた。息子は切り落とされた鼻を保存液に浸けて保管し、自分の子供への教訓とした。

この作品で鼻が伸びるのは、悪い癖に対する罰であるが、ピノッキオの場合はより深い問題を包含している。つまり、魂あるいは人格の未熟さである。従って、『鼻のお話』にあるような物理的措置では解決できない。ピノッキオが人間の子供になり、鼻を安定させるためには、自身の魂の深いところと向き合い、自分というものを掘り下げなければならないのだ。ピノッキオの鼻が最終的に安定したのは、内省の結果、人格が完成したからであり、のこぎりで切り落としたからではない。敬遠していた童話が、思いがけず十九世紀の鼻科学を基礎としていることが分かり、さらには、共感できるメッセージを含んでいることに気づいた。

芸術は人生の模倣なのか

コッローディの『ピノッキオの冒険』は数多くの芸術作品を生み出した。中でもウォルト・ディズニーによる映画は最も有名である。この映画のおかげでイタリアの土産物店に陳列しているピノッキオの人形が毎年何百万体も売れている。多くの観光客は、とんがった鼻に赤い帽子のピノッキオを一

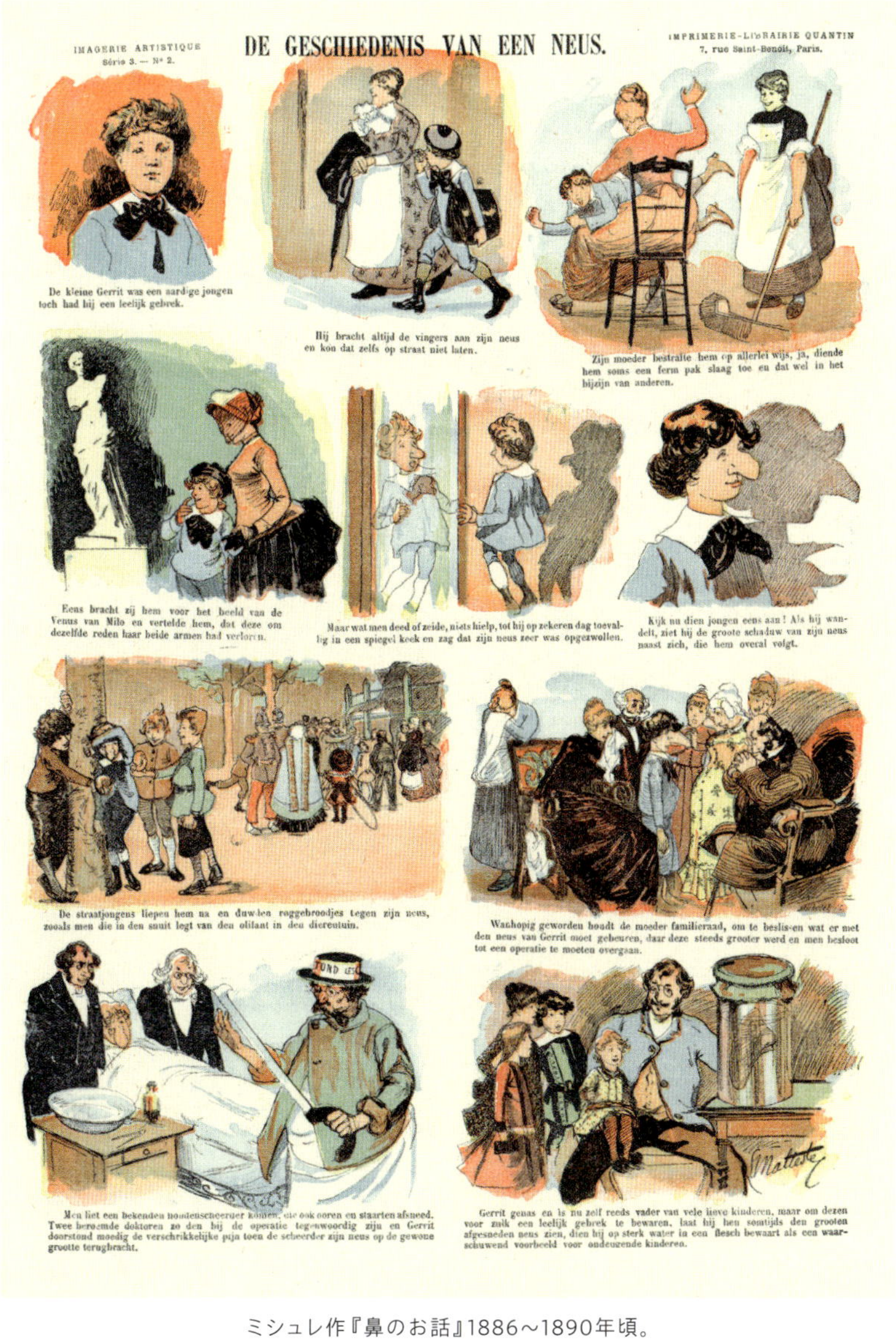

ミシュレ作『鼻のお話』1886～1890年頃。

度は目にしているはずだ。

最もユニークなのは、アルベルト・ジャコメッティ（一九〇一〜一九六六）が一九四七年に制作した像である。何かを叫んでいるかのように大きな口を開け、ユニコーンの角のような長い鼻をしたピノッキオだ。長い首も相まって銃身の長いライフルを思わせる。この像は檻（小さな脚のついた立方体の鉄枠）に吊るされている。そして鼻だけが目には見えない障壁から突き出ている。この像が吊るされているのは、おそらく原作にある木に吊るされるエピソードを踏まえてだろう（原作が改作版よりも残酷な内容であることはしばしばある）。この一風変わった作品からは存在の不安が伝わってくる。それは、この作品が第二次世界大戦直後に創られたものであることを鑑みれば納得できる。このインスタレーションはもしかすると「魂の鏡」かもしれない。ライフルのようなピノッキオが自身の鼻で限界を突き破ろうとしているジャコメッティのようにも見える。

芸術（鏡）は人生の模倣だけではなく、その一部でもある。ジャコメッティは同作品で、芸術と人生のあいだにある障壁は鼻（魂の象徴）を介在して突き破ることができる、というメッセージを残したのかもしれない。

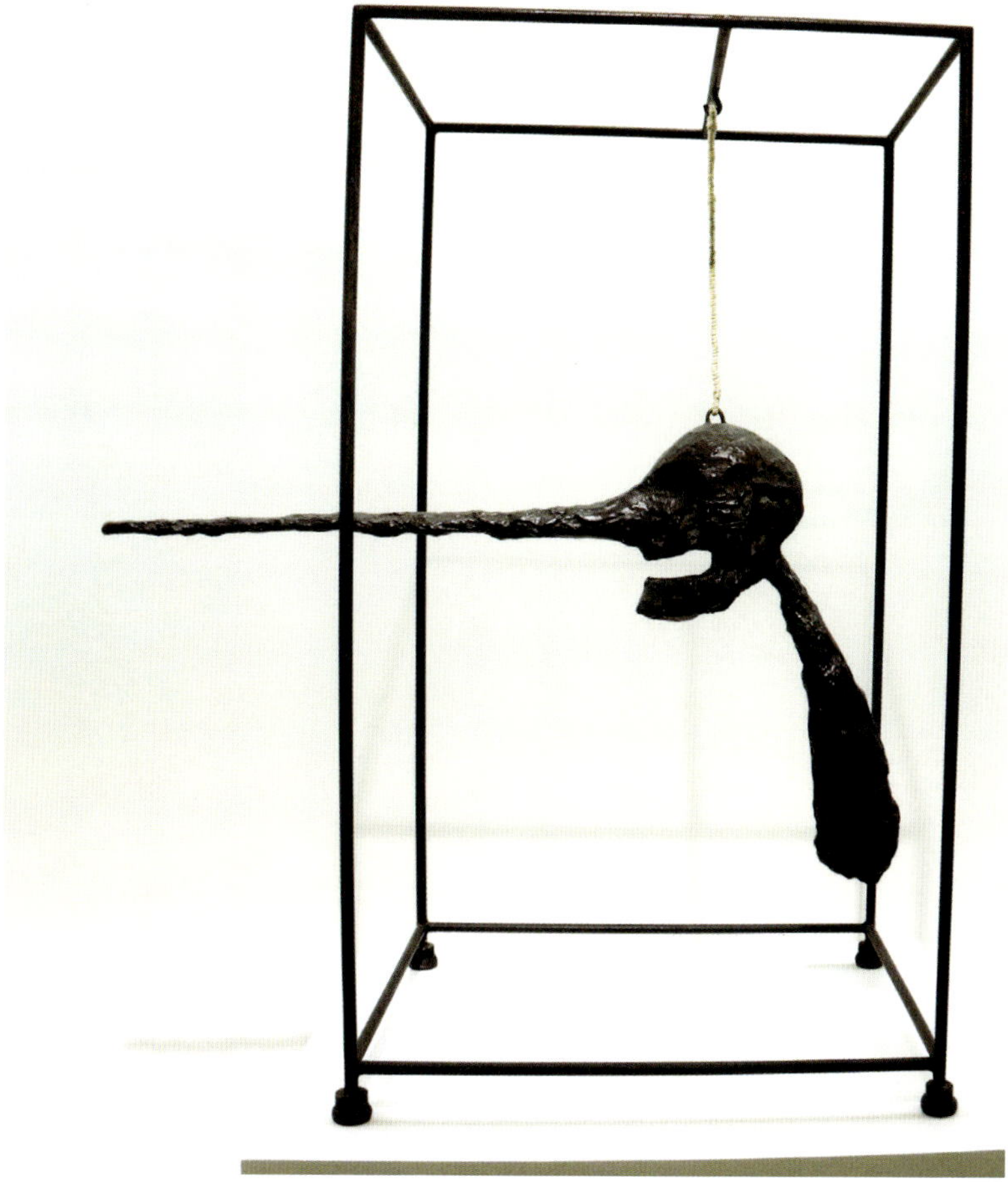

アルベルト・ジャコメッティ作『鼻』1949年版（この形に組み立てられたのは1964年）。

12章 文学における鼻

ベルカンポからジュースキントまで

私は本に鼻をうずめるのが好きだ。もちろん読書が好きという意味でもあるが、文字どおり、鼻を本に引っつけるのである。読者のみなさんもぜひ試してもらいたい。今すぐ、この本で。まずは我々がどのように行っているのかをじっくり読んで、参考にしてほしい。

本書の背表紙を親指とほかの指のあいだに軽く挟む。そしてこのページを開く。空いているほうの手で両ページをさらに押し広げる。すると両ページのあいだに本の中心となる溝が見える。そこでまず、鼻梁をこの溝に沿って当ててほしい。両ページの紙が鼻や頬に軽く当たるはずだ。今度は、鼻先を支点としてシーソーのように本を下に向かって傾ける。そうすると紙のひんやりとした触感が顔の下半分に感じられ、本のにおいが直接鼻孔に入ってくる。ノリ、紙、インクのにおいのほかにも、シミや折り目からなんらかのにおいがするかもしれない。深くにおいを吸い込んだり、クン

クンと短くにおいを嗅いでみたりしてほしい。このとき、なんらかの感情や思い出がよみがえらないだろうか。あるいは、この本のテーマにふさわしいにおいがしているだろうか。

今、私がこの本を執筆している時点では、できあがった本がどのようなにおいになるのかは分からない。見た目は計画どおり完璧に仕上がるのに、においは様々な偶然に左右されるなんて驚くべきことだ。本を製作する際、その開き具合（それによってどの程度鼻を動かせるのか）や、持ったときの心地よさまでは考慮されない（場合が多い）。一つたしかなのは、すべての本は違うにおいがするということである。そして、本は古くなると、そのにおいも変化する。本と物理的に接触してにおいを嗅ぐと、内容について振り返るきっかけになる。つまり、こういうことなのだ――ページとページのあいだに鼻をうずめると、まずは鼻の形状を意識するだろう。細く尖った鼻なら、ページのあいだに突っ込むのは簡単だ。低い鼻で孔が上向きなら、においを嗅ぐのに本をそれほど傾けなくてすむ。逆に、ワシ鼻であれば本を相当傾けなければならない。

また、本のにおいは思い出を呼び起こすこともある。たとえば、子供時代に訪れた祖母の家のこと、図書館で勉強をしていた学生時代のこと、父親と一緒に食べたバニラアイスクリームのことなど、様々な思い出がよみがえるはずだ。あるいは、自分の（大きな）鼻を初めて意識したとき、または、まだ意識する必要がなかったときに引き戻されるかもしれない。つまり、においは経験に基づいているので、完全に恣意的なものではないのだ。人は甘い世界に浸りたいがために、においに意味や関連性を見出そうとする。

「ブック・スニッフィング（本のにおいを嗅ぐ行為）」は急速に広まっている。イギリスのアーティスト、ジャスティン・ウィガンが最近立ち上げた「ブック・スニッフィング・クラブ」は大人気だ。ウィガンはクラブの集まりで、よくチーム作りの指導を行っている。スーツ姿のお堅いビジネスマンも、においのセッション後は非常に打ち解けた様子で子供時代の話をするようになる。

周知のとおり、においというものは過去を即座に、鮮明に思い出させる。「プルースト効果」と呼ばれる現象だ。これはフランスの作家、マルセル・プルーストの小説『失われた時を求めて』に由来する（しかし実際は、プルーストよりも数十年前にジョリス・カルル・ユイスマンス（一八四八〜一九〇七）やロベール・ド・モンテスキュー（一八五五〜一九二一）がこの現象について言及している）。『失われた時を求めて』では、主人公の「私」がライムブロッサムティーにマドレーヌを浸して食べた瞬間、突如として子供時代の記憶がよみがえってくる。単に過去を思い出すのとは異なり、過去に感じたあらゆる感情を現在の自分も感じるのだ。つまり、時空を超えた永遠の官能を体験するのである。

においの図書館

日本のアーティストの井上尚子《ひさこ》も、本のにおいの探求で多くの称賛を得ている。彼女は何年もかけて世界中でスニッフィング・セッションを行っており、人が本のにおいにそれぞれどのような価値を見出し、それをどのように表現するかを記録している。

彼女はキュレーターのアンヌ・マルとともに、二〇一七年にミュンヘンのヴィラ・シュトゥックで「においの図書館」というインスタレーションを開催した。私もこの会場で、これまでになく熱心に古い本のにおいを嗅いだ。ほかの来場者も恥じることなく全力で本の中に鼻をうずめていた。においを嗅いだあとで、互いにまったく知らない者同士がその感想を分かち合う。私は魚臭いナポレオンの本と、バニラのにおいがするニーチェの本を嗅いでみた。すると、脳内では無意識のうちに鼻で感じたにおいと本の内容との共通点を見出そうとしていた。それは味わったことがないほど豊かで奥深い経験であり、道徳的基準まで呼び覚まされた。たとえば、暴君の書籍は絶対にお花畑のにおいはしないし、児童書からは葉巻のにおいはしない。また、汗臭いにおいの書籍に登場する主人公を好きになれなかったりする。

文化遺産の専門家であるセシリア・ベンビブレとマティヤ・ストリッチによると、本のにおいはこの世で最も価値のあるにおいの一つであり、本と我々の関係を深めるものだという。また本のにおいから、その本が置かれた状況やその本を取り巻く環境まで分かるらしい。たとえばタバコがよく吸われる環境に置かれた本は、表紙やページからその痕跡が匂うはずである。兵士が所持していた本であれば、火薬のにおいが残っているかもしれない。

典型的な図書館のにおい（あらゆる書籍の熟成された芳香《ブーケ》）は文化遺産として保存し、次世代に伝えるべきだ、とベンビブレは主張する。さらにこれを実現すべく、図書館特有のにおい——古い本が発する土のようなにおい、木のようなにおい、甘いにおい、さわやかなにおい、かび臭いにおい、スパイシーなにおいなど――の原因物質を分析した。そしてベンビブレとストリッチはついに、ロンドンのセントポール大聖堂内にある歴史的図書館のにおいを再現することに成功したのである。加えて、「アロマホイール」を作成した。これは、あらゆるにおいの印象を具体化し、それに対応する分子化合物を示したものだ。たとえば、「酢酸」は「酢」、「リモネン」は「柑橘類」、私が井上のインスタレーションで嗅いだナポレオンの本のにおい「n‐モルホリノメチル‐イソプロピルースルフィド」は「生臭い魚臭」などと図式化したものである。

ジュースキントが描く無臭の徒

本書では常に鼻の外側（形状）と内側（嗅ぐという機能）を区別するように心がけてきた。しかし実際には、このような区別が難しい場合がある。よって、本章では物理的な本のにおいだけではなく、本に描かれた鼻についても触れていきたい。

文学における鼻と言えば、ジャン・バティスト・グルヌイユの鼻がすぐに思い浮かぶだろう。パトリック・ジュースキントが一九八五年に発表した小説『香水――ある人殺しの物語』の主人公だ。

グルヌイユは一七三八年に魚市場で生まれた。異常なまでに鋭敏な嗅覚の持ち主で、遠く離れた場所からでも、水中にあるものを言い当てられた。そして同書で最も重要な要素は、彼自身にはまったく体臭がないことである。そのせいで、人に無意識のうちに嫌悪を抱かせる。母親も乳母も、グルヌイユを愛することができず、育児を放棄した。さらに、彼をより不気味な存在にしているのが、人殺しをなんとも思わないことだ。

グルヌイユは比類なき香水を作るために、美しく無垢な処女たちを殺害し、そのにおいを抽出していた。それを慎重に調合し、自身の体臭を人工的に作ろうとしていたのだ。色々な手段を試した結果、醸造ではうまくいかないと判明し、結局「アンフルラージュ」が最適だと気づく（「アンフルラージュ」は7章にあるとおり、油脂に花のにおい成分を吸着させる方法）。

そこで、グルヌイユは絞め殺した娘の身体にラードを塗って布を巻いたあと、油脂が処女のにおいを吸収するのを待った。金髪かブルネットかなどで慎重に区別し、それぞれの身体から抽出したにおいを調合して貴重な香水を作っていた。しかし何かが足りない。流れるような音楽にスタッカートが必要なように、この香水を完全なものにするにはどうしても以前から目をつけていた赤毛の娘のにおいが必要だった。彼の意図を察した娘と父親は逃げようと試みるが、においの痕跡が残っているので、それをたどったグルヌイユはいとも簡単に居場所を突き止められた。娘がしばらく一人になった隙を狙って命を奪い、完璧な香水が完成する。

しかし、その後グルヌイユは捕らえられ、怒りをあらわにしている公衆の面前で処刑されることになる。このとき、彼は生涯をかけて作り上げた完璧な香水を身にまとうことにした。

グルヌイユが香水瓶の蓋を開けると、その香りがたちまち周囲に広がり、先ほどまで怒り狂っていた民衆の様子が一変する。彼を崇拝し、称賛する声がそこらじゅうからあがった。歓喜に包まれて興奮している民衆を尻目に、彼はその場から立ち去った。

グルヌイユが本当に望んだものとは、真実の愛を得ることであり、自分という存在が求められることだった。その後、彼は犯罪者や娼婦たち――自分と同じような社会のはみ出し者たち――の中に入っていく。彼が発する香水の香りに陶酔したならず者たちは、最終的ににおいの源である身体まで貪り食ってしまう。だが、グルヌイユは幸せだった。今こそ真に自分が求められたと感じたからである。ミュージシャンのカート・コバーン（一九六七～一九九四）はジュースキントの愛読者だった。この超現実的な小説を愛するあまり楽曲まで捧げている。アルバム『イン・ユーテロ』の中の『セントレス・アプレンティス』という曲だ。CDジャケットの裏表紙には小説をもとに胎児と花の図柄があしらわれている。

ピランデッロの（曲がった）鼻

もう一つ、鼻に関する有名な小説がある。この作品では、鼻の嗅ぐ能力ではなく、形が特異なことが主題となっている。

自分より他人のほうが自分の鼻のことをよく知っている。第三者は人の鼻を客観的に、あらゆる角度から見ることができる。一方、自分の鼻は鏡に映る限られた面しか見ることができない。また、毎日目にするせいで見慣れてしまい、わずかな変化には気づかない場合もある。

イタリアの作家ルイジ・ピランデッロ（一八六七～一九三六）著『ひとりは誰でもなく、また十万人』（一九二六）の主人公も同じような経験をする。

　この物語は、主人公のヴィタンジェロ・モスカルダが鏡に映る自身の姿を眺めているところから始まる。この様子を見ていた妻から「自分の曲がった鼻でも見ているのか」と何気なく訊かれる。このとき初めて、自身の一方の鼻の孔が他方よりも低い位置にあることに気づき、大変驚く。妻ばかりでなく、ほかの人も全員、彼の鼻が曲がっていることを知っていたのだ。知らなかったのは当人だけ。これをきっかけに、モスカルダは自身のアイデンティティに疑念を抱く。「果たして自分は自分が思っている自分なのか」、「自分というものは、他人の目に映るものの集合体なのか」、それとも「自分は何者でもないのか」。こうした疑問が次々と湧き起こってくるのだ。

　ピランデッロはモスカルダの曲がった鼻によって、「アイデンティティとは何か」を象徴的に表している。これは自意識というものが存在し始めて以来、人間が問い続けてきた永遠のテーマだ。つまり、「自身が認識している自分と他人が認識している自分との差」である。双方の認識が一致していることがもちろん望ましい。

　モスカルダは店先のショーウィンドウに映る自分や、バックミラーに映る自分など、至るところで憑《つ》かれたように自身の姿を確かめた。しかし、どれだけ鏡を見ても、自身の存在に対する答えにはならない、と思い至る。なぜなら、見ているのが自分である以上、第三者の客観的な視点ではないからだ。こうした自分の経験から、他人も自らの欠点に気づいていないのではないかと思い、その欠点を本人に指摘してあげるべきだと考えるようになる。

　大抵の人は一定の時が過ぎると、自分は人からどう見られているのか、その結果どう思われているのかなんて、考えても仕方がないと悟る。しかし、ピランデッロが生み出した悲劇的な主人公は、恵まれた生活を捨てて救貧院で暮らすことにする。ここでの彼の存在は無に等しいので、自分が何者であるかについて考える必要がない。こうやって、モスカルダは彼なりの自由を得たのである。当のピランデッロも自身の鼻について思うところがあったらしい。両親に宛てた手紙で次のように書いている。

（前略）私の健康についてはご心配なさらないでください。もう完全に回復したようですから。とはいえ、私の鼻については同情してください。お願いです。かわいそうな私の鼻！　最後に測ったときには高さが約七・五センチ、長さが十二・五センチもありました……。

これはピランデッロ流の冗談だろうか。彼の鼻が実際にこのサイズだったとは考えにくい。あるいは、先の小説のアイデアがすでに浮かんでいて、自身の鼻、つまり自分のことは分からないということを示唆したのかもしれない。

ゴーゴリの自立した鼻

ロシアの作家ニコライ・ゴーゴリ（一八〇九～一八五二）の『鼻』（一八三六）は「鼻が取れた」

話として有名だ。幸い、この作品の「デナスタシオ」では一滴の血も流れず、その人の地位が奪われることもない。

この風刺的な物語は、サンクト・ペテルブルクで理髪師をしているイワン・ヤーコウレヴィチの朝食のシーンから始まる。彼が食べていたパンの中から人の鼻が出てくる。それが常連客のコワリョーフ少佐の鼻であることにすぐ気づいた。警察に見つかるのを恐れて、また妻の強い勧めもあって、イワンはその鼻を布で包み、人知れず捨てに行くことにした。誰も見ていないことを願いながら、その包みを橋から川に投げ捨てた。しかし、この行為を見ていた警官に逮捕されてしまう。

片や、鼻の持ち主はその日の朝、何も知らずに目を覚ました。朝の支度をしようと鏡を見ると、鼻のあるべきところに何もないことに気づいて驚愕する。これなら、脚を失ったほうがまだましだと嘆くが、とにかく、予定していた散歩、求愛、重要な業務を取りやめなければならない。彼はハンカチで顔を隠して自分の鼻を捜しに出かける。間もなく、完全に独立した個体となっている自分の鼻を見つける。鼻には顔があり、脚もついている。服もちゃんと着ている。鼻はもとの場所に戻るつもりは毛頭なく、脱兎のごとく逃げ去った。鼻を見失ったコワリョーフは尋ね人の広告を出してもらおうとするが、断られて、途方に暮れる。

一方、噂好きの人たちによって、この話はあっという間に広まり、コワリョーフは恥ずかしさと悲しみに打ちひしがれる。幸いそこへ、理髪師を捕らえた警官が鼻を見つけて届けてくれた。しかし、鼻は医者に連れていっても、買収しようとしても、頑としてもとの場所に戻ろうとしなかった。もはやなす術はないと思われたものの、コワリョーフの鼻は取れたときと同じように突然またもとに戻っ

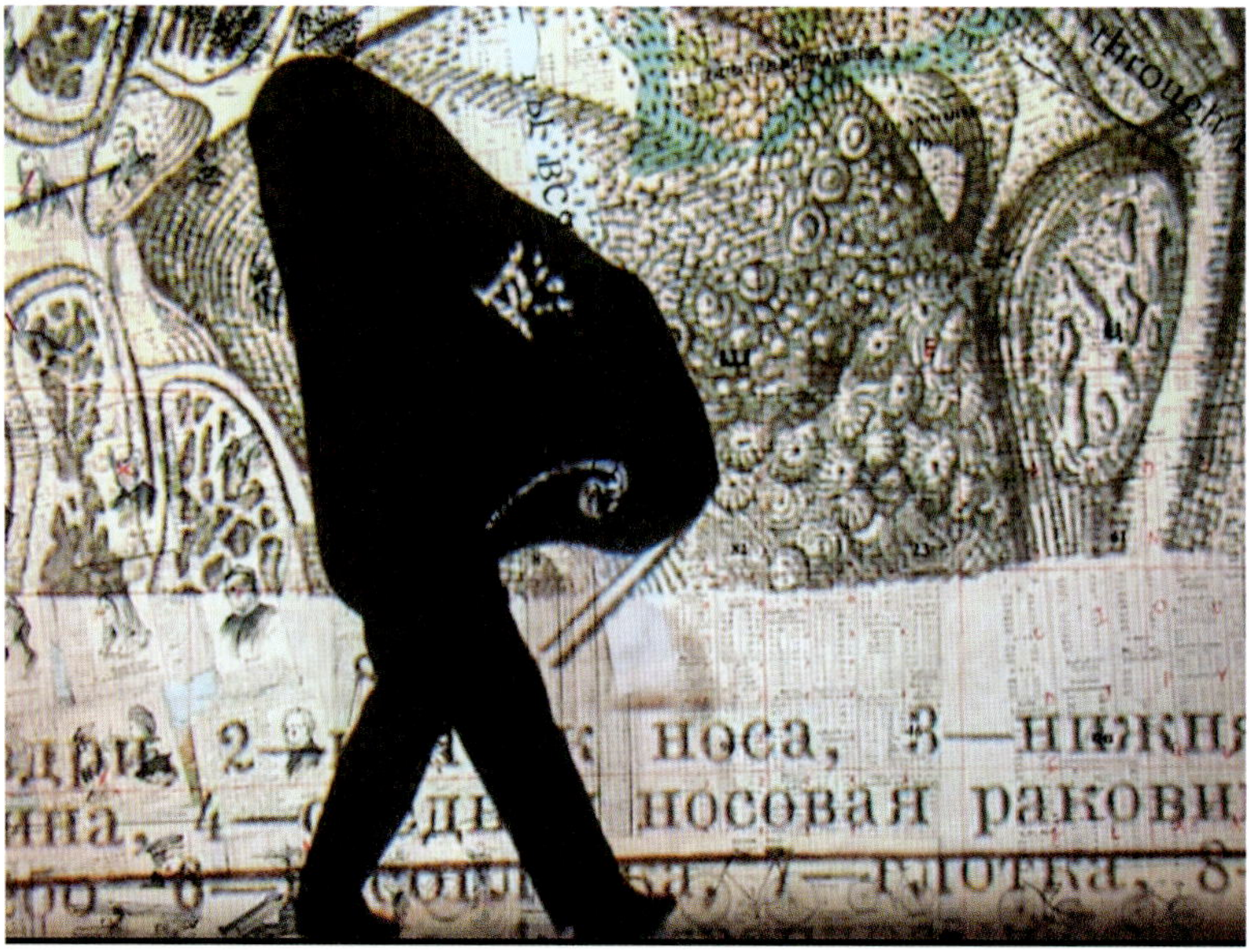

オペラ『鼻』の衣装。2013年。

たのである。少佐は安堵して、一件落着という物語だ。

　このあまりにも荒唐無稽な物語は、あるいはだからこそ、ほかの芸術家たちにインスピレーションを与えた。ディミトリ・ショスタコーヴィチ（一九〇六〜一九七五）は同名のオペラを作曲した。一九三〇年にレニングラードで初演を迎え、そのあまりにも前衛的な作風に検閲が入り、六〇年代に入って見直されるまで上演は禁じられた。

　また、もっと最近の例では、ウィリアム・ケントリッジ（一九五五〜）が演出を手掛けた、同名のオペラが二〇一〇年にニューヨークのメトロポリタン歌劇場で上演された。評判がよく、大成功をおさめた理由の一つは、奇抜な衣装——生身の脚だけが露出する等身大の鼻の着ぐるみ——ではないかと思う。

ベルカンポの二つの鼻

ゴーゴリが生み出したひとりでに動き回る鼻に驚いている読者にはぜひ、オランダの作家ベルカンポ（本名ヘルマン・ピーター・シューンフェルト・ヴィーヘルス、一九〇二～一九九〇）の短編集『*Liefde's verbijstering*（愛の当惑）』（未邦訳）におさめられた『渇望』を読んでほしい。

愛を求め続ける主人公の女性の鼻は、なくなりもせず、大きすぎたり、小さすぎたり、形が悪かったりもしない。ただ、鼻が二つあるのだ。ベルカンポはこのように鼻が二つあることを「バイナサール」と表現している。双方の鼻は鼻づまりを起こしたり、むずむずしたりしたことがない。形もよく、素晴らしい嗅覚まで備えていた。おかげで、この女性はそれなりに人生を満喫していた。ただ、愛する人にだけは巡り会えなかった。誰もが彼女を見ると、嫌悪と恐怖を感じるせいだ（体臭のないジャン・グルヌイユに対して抱いたのと同様の恐怖）。

彼女はなぜ鼻が二つあるのか知るために、偉い学者や各分野の専門家を訪ね歩いた。とある神学者は彼女の鼻を見て、「あなたは神に見放されたのだ」と言った。神の創造計画にそんな鼻はないとまで主張し、彼女を追い返した。植物学者も彼女の症状について答えを出すことができなかった。ただ、「あなたが妊娠をすれば、何か分かるかもしれない」と助言した。しかし、そのためにはどうしてもパートナーが必要だ。

形成外科医は彼女の二つある鼻中隔をそれぞれ中心から外側に移してはどうかと言った。そんなことをすれば、整った鼻の形が歪んでしまう。「ノートルダム大聖堂は左右対称だから美しいんじゃないかしら」と言って、彼女はこれもあきらめた。

美学の教授はさらに歯に衣着せぬ言いようだった。「ギリシャ人ならば、スパルタ人の次にあなたのことを醜いと思ったでしょう。そして、あなたは間違いなくタルペーイアの岩から突き落とされましたよ」

どこに行っても答えを得られないので、彼女は原因探しをしばらくやめることにした。普通の人がこのような経験をすれば、落ち込んでふさぎ込んでしまうところだが、彼女は意欲的に日々を楽しんでいた。元気で好奇心旺盛な彼女は、ある日、近所のアムステルダム市立美術館へ行った。そして、階段を上がったところのメインホールで、驚くべき絵画を見つける。なんと、鼻が二つある女性の肖像画である！　ほかの来場者たちも、驚きながら彼女と絵画を見比べていた。この人こそが、あの有名な画家のミューズに違いない（言うまでもなく、画家とはピカソのこと）。

彼女はすぐに電車に乗り、パリへ向かった。あの絵を描いた画家に会うために。あの画家は自分が理想としたミューズに会いたいはずだ、と思ったのだ。彼女がアトリエに着くと、キャンバスに向かっていた画家が目を上げた。そして驚きのあまり目をビー玉のように丸くし、口をパグ犬のようにだらしなく開けた。しかし、画家は予想外の反応を示す。彼女を見るなり、怒りをあらわにしたのだ。「私は抽象画を描く芸術家なのだ。おまえが存在することで、私は単なるくだらない写実主義者と思われる！」

続いて画家は、彼女の両親が彼の絵を寝室に飾っていなかったか、と尋ねた。つまり、真似をした

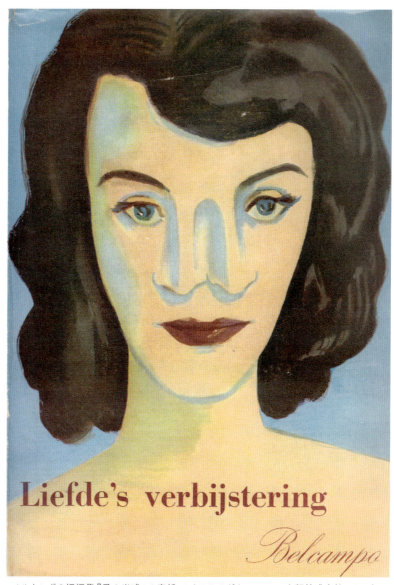

ベルカンポの短編集『愛の当惑』の表紙。アムステルダム、コスモス出版株式会社、1953年。

のが自分ではなく、生殖の段階で生命が彼の絵画を模倣したのだと思いたかったらしい。これに対して彼女は、両親は芸術に興味がなく、彼の作品を飾ったりはしていなかったと答えた。すると画家は絵具の缶を投げつけんばかりの勢いで彼女を追い払った。彼女は急いでアトリエをあとにしたが、心の中は虚しさでいっぱいだった。

しかし、幸運は思いがけない瞬間に訪れる。彼女は友達から、ある無名の小説家の作品を紹介された。彼は夢と現実、あるいは実生活とフィクションを区別しないという。彼女はさっそく小説家に会いに行く。小説家は感嘆のまなざしで彼女を見て、鼻と鼻のあいだの谷間を愛おしそうに撫でた。彼は一目で彼女が好きになった。お互い長いあいだ人から理解されることを渇望してきて、その願いがやっと叶ったのだ。ほどなくして、彼女は例の植物学者に妊娠したことを報告する。

ベルカンポはこの作品において、様々な現実を創り出し、そこで非常に興味深い役割を演じている。作中の小説家が愛の対象を作品で表現しているのと同じく、『渇望』もベルカンポが自己愛を表現した作品と考えられるかもしれない。つまり、作品の中に現実を創り出して、その中で自身が役割を演じているのだ。

この素晴らしい小説のページからは（うっかり同じ本を二冊買ってしまったため、バイナサールではなく、四つの鼻だ）かすかなにおいがする。とっくに捨てるべき衣類が放置された屋根裏部屋のかび臭いにおいだ。このにおいを嗅いで少し切なくなった。真実の愛でさえ、時の試練にさらされるなんて。

鼻の解釈

鼻は、私が想像していた以上に文学の主題となり得る。これは何を意味するかというと、鼻は人の存在、あるいは愛の問題と強固に結びついている、ということだ。それも不思議はない。鼻は顔の印象を左右する決定的な要因であるうえ、人の評価にも影響するからである。従って、(自己)価値を探求する物語や、自己と投影されたイメージの差についての物語では大変有用な役割を果たす。さらに、においを嗅ぐという機能のおかげで、鼻の有用性はさらに広がる。我々自身のにおい、および我々が感知するにおいは我々のアイデンティティと社会的地位を決定する。

文学に鼻が利く、という表現は、何も読む力に限ったことではない。優れた嗅覚があってこそ、物語の本質に触れることができる。

13章 アバンギャルドな鼻

モダンアートの香り

過去の芸術家たちはモデルを（理想どおりの）性格に見せるために、実際よりも鼻を曲げたり、尖らせたり、突出させたりして描いた（6章のロレンツォ・デ・メディチやダンテのように）。それでも、彼らが描いた鼻はあくまでも「あり得る」範囲内だった。モダンアートの時代を迎えて、（西洋の）鼻は超現実的な、創造性に富んだ表現で描かれるようになる。

二十世紀初頭から多くの芸術家たちは、目に見える表面的な世界ではなく、より深い内面的な世界に目を向けるようになった。過去には大規模組織や有力者のパトロンの依頼で芸術活動を行っていたが、二十世紀に入ると、自らの理想に従ってより個人的で、表層の裏側にある本質的なものを表現するようになる。これが「芸術のための芸術」主義である。自己目的的芸術とも呼ばれ、これまでになく自由と多様性に富んだ形式や色彩を生み出した。

たとえば、肖像ではモデルの性格や容姿だけでなく、モデルや芸術家の感情も表現されるようになった。その結果、とてつもなく長い鼻になったり、独特の表現で鼻を描いたりするようになる。特に、パブロ・ピカソ、コンスタンティン・ブランクーシ（一八七六〜一九五七）およびアメデオ・モディリアーニ（一八八四〜一九二〇）にその傾向が顕著に見られた。肖像がこのような進化を遂げたのは、彼らの芸術的精神や、時代の流れに対する敏感性だけが理由ではない。それどころか、先ほど挙げた三人はむしろ過去に目を向けていた。それも、ヨーロッパだけではなく、アフリカやエーゲ海に浮かぶキクラデス諸島の文化である。

十九世紀のヨーロッパには、植民地政策の影響もあって様々なものが——ときには違法な手段で——流れ込んできた。そのため当時の芸術家の多くは、個人コレクションや民族学博物館でこれらの品々を目にする機会があった。キクラデス諸島の神々の像やアフリカの仮面などの、抽象的かつ先鋭的なスタイルは、反抗的な芸術家たちの目には新鮮に映ったに違いない。ピカソのような芸術家は、爛熟した西洋美術史にメスを入れるために、これらの素朴な作品からヒントを得た。

一九〇七年にピカソが初めて『アヴィニョンの娘たち』を、ごく仲間うちの展覧会で披露したとき、居合わせた芸術家たちはみんな非常にショックを受けた。ピカソの最大のライバル、アンリ・マティス（一八六九〜一九五四）はこの絵を見て、「グロテスクと言ってもいいほどの売春宿を描くなんて、モダンアートを馬鹿にしているのではないか」と感じた。

デフォルメされた女性の集団でまず目を引くのは、曲線と直線がランダムに交わっていることだ。さらに、断片化された面や「調和していない」色使い、西洋美術にはつきものだった立体感の欠如が際立っている。

しかし何よりも革新的だったのは、描かれている女性が従来のような官能的で従順そうな美女ではなく、挑発的なまなざしの自立した人物に見えることだ。彼女たちは、一方的に品定めをする男性の視線を断固として拒絶している。その上（あるいはそれゆえ）見る者に不安を抱かせる。彼女たちは微笑も、媚《こび》も、恥じらいも、そのほかいかなる感情も見せていない。

右側の二人の「ドゥモワゼル」（若い女性という意味だが、当時は娼婦を意味した）は、非常にデフォルメされており、現実離れした顔になっている。大きく描かれた顔には色彩のコントラストも見られる。また、木を削ったような鼻は極端に大きく、幾何学的で尖っている。顔はアフリカの仮面からインスピレーションを得ているとしか思えないが、ピカソ自身はこれを否定している。彼は常々、新しい画法がアフリカ文化の影響を受けているということを否定していた。さらに晩年、アフリカ芸術との関わりをいっさい否定している。

しかし、ピカソが『アヴィニョンの娘たち』に取りかかる少し前に、マティスのアトリエでアフリカの像を長々と見ていたことはたしかだ。また、パリのトロカデロ民族誌博物館を訪れたことが、その後のピカソに大きな影響を与えたのも間違いない。

博物館のかび臭いにおいに閉口しながらも、恐ろしい魔術師のような仮面を研究せずにはいられなかったのだ。この仮面を見たとき、彼は雷に打たれたような衝撃を受けている。そして芸術とは何かを悟り、次のように説明している。

「芸術」とは美を創造するプロセスではない。芸術とは、我々と敵対する世界のあいだに生じる魔

法であり、我々の恐怖や欲望を形にすることでこれらを掌握する方法である。この真理に気づいた瞬間、自分の進むべき道が分かった。

今一度『アヴィニョンの娘たち』を見てみると、このピカソの言葉が理解できる。彼女たちは見る者を挑発し、恐怖させる。この絵画を描くことで、ピカソは自身の不安や欲望を掌握しようとしたのかもしれない。

では、ピカソは具体的にどの仮面をもとに、この作品を描いたのであろうか。キュレーターのハンス・ペーター・ウィップリンガーは、「プリミティブアート（原始芸術）」からインスピレーションを得た西洋のモダンアーティストに注目し、二〇一六年にウィーンのレオポルド美術館で『異国の神々――アフリカとオセアニアの魅力』展を開催する。このレオポルド美術館の名前は、収集家として名高いルドルフ・レオポルド（一九二五～二〇一〇）に由来する。彼はアフリカおよびオセアニアの武器、踊り用の仮面、代々伝わる遺物の熱心なコレクターだった。

展覧会では、それぞれのモダンアートとそれに対応するプリミティブアートを一緒に展示し、関係性が分かるようにした。ピカソの絵画は現在のカメルーンが位置する地域の仮面と一緒に展示された。しかし、実際どの部分がどのように作品に反映されているかなど、具体的に指摘することは不可能である。

ピカソの場合、具体的にどの彫像もしくはオブジェがインスピレーションの源になったのかを特定することは難しいが、反対にモディリアーニの場合は分かりやすい。ピカソと同じくパリに住んでいたモディリアーニは、ピカソが訪れたのと同じ民族誌博物館に足を運び、スケッチを残している。

卵形の顔に二つの半円形が繫がっているような眉が顎のライン上に接している。中央の「柱」のような細長い鼻は均一な線で描かれており、鼻翼を表すためか、鼻先の幅が若干広くなっている。この顔はコートジボワールに暮らすバウレ族の仮面とほぼ同じ特徴だ。バウレ族の仮面も同じような眉と鼻が顔のラインと繫がっていて、ハート形をしている。唯一の大きな違いは、モディリアーニの場合、口が閉じているのに対して、バウレ族の仮面は口が開いていることだ。モディリアーニは仮面から模倣した卵形の口に横線を入れて唇を描いている。一方、仮面は口のところが空洞になっている。それは息をするためだけでなく、言葉を発するためでもあった。つまり、雄弁さは先祖の権限と地位を示している。歴史家フランス・ハイゼンツフェルトによると、仮面をつけた者は一時的に先祖となり、その力が宿る、とされていたそうだ。さらにアメリカの文学者ロバート・オミーリーによると、大抵の場合、仮面はつけて動くことによって初めて生命が宿るので、単体では、あるいは置き物としては意味を成さないらしい。

モディリアーニが注目したのは仮面のスタイルであり、それの持つ意味には無頓着だったはずだが、先の展覧会を鑑賞すれば、モディリアーニがこの仮面をつぶさに観察していたことが分かる。

コンスタンティン・ブランクーシは、ピカソ、モディリアーニと同列に論じられることが多い。彼もまた外の世界に目を向けた芸術家だからだ。このルーマニア系フランス人の彫刻家は「単純さは複

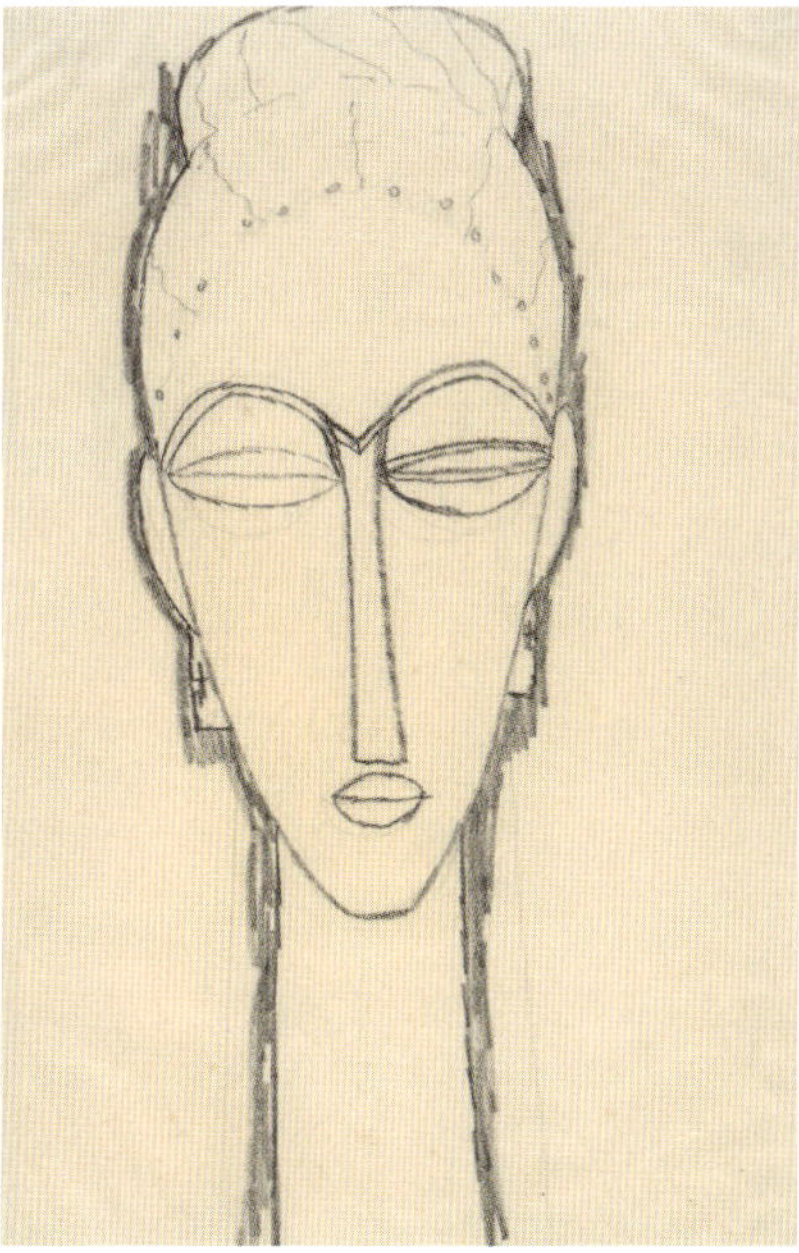

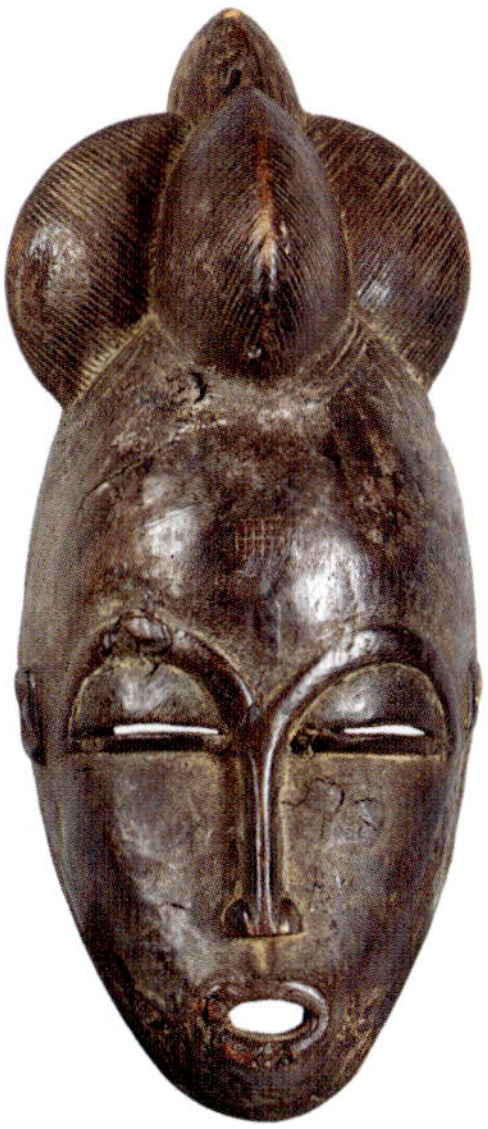

左：アメデオ・モディリアーニ作『耳飾りをした女性の頭部』1911年。このスケッチは明らかにバウレ族の仮面からインスピレーションを得ている。
右：コートジボワールのバウレ族の仮面。ウィーンのレオポルド美術館で2016年に開催された『異国の神々――アフリカとオセアニアの魅力』展で展示された仮面。

雑さを解決する」を信条とした。彼の彫刻は流線形で有機的なフォルムのものが多い。それはまるで、自然の風が長い年月をかけて削ったかのように見える。

ブランクーシの作品において、人間の顔はその本質を強調するために最小限度の表情しかない。しかし、鼻だけは念入りに彫られている。そのため、彼が作る人物像はキクラデス芸術を強烈に思い起こさせる。

紀元前三三〇〇年頃から前一一〇〇年のあいだにキクラデス文明は起こり、多くの像が残された。典型的なキクラデス芸術の像は女神をかたどったものが多く、明るい色の素材が使われている。そのため特徴的な長い鼻が落とす影は、より明確なコントラストを作り出す。のっぺりとした型形の顔に鼻だけが目立つように作られている理由は謎だ。鼻は、古代エジプトの場合と同様に、像が神的な存在となるために必要な「霊感」を吸い込むためのものだったのだろうか。これらの像が墓に置かれていたことを鑑みれば、充分にあり得る。

ブランクーシの彫刻は単にキクラデス芸術を模倣したわけではないので、当然、彼なりのディテールは加味されている。しかし、双方の類似性はやはり見逃せない。極めて現代的なブランクーシの像とよく似たキクラデス芸術の像が五千年も前のエーゲ海の島々で作られたことは驚きである。

芸術の香りを吸い込む？

鼻だけではなく、嗅覚もまた前衛芸術家たちによって特別な地位を与えられた。この嗅覚は宗教性や精神性とは関係なく、むしろ近代性を象徴している。前衛芸術家たちが嗅覚を意識した作品を制作することは、芸術は視覚によって鑑賞するものという何千年も続いてきた固定概念への抵抗である。十八世紀の啓蒙時代には、理性が最も重視されていた。この頃に哲学者のカントやヘーゲルは、視覚と聴覚のみが芸術を感知できる器官であり、従って思索も可能である、と明言していた。嗅覚、味覚、触覚は直接的な感覚で思考が入り込む余地はないということである。

そこで、二十世紀初頭に多くの芸術家たちは、嗅覚を軽視するブルジョワジーに一石を投じるため、下等とされた感覚器官を刺激する作品を意図的に制作した。フロイトのように嗅覚を過小評価してい

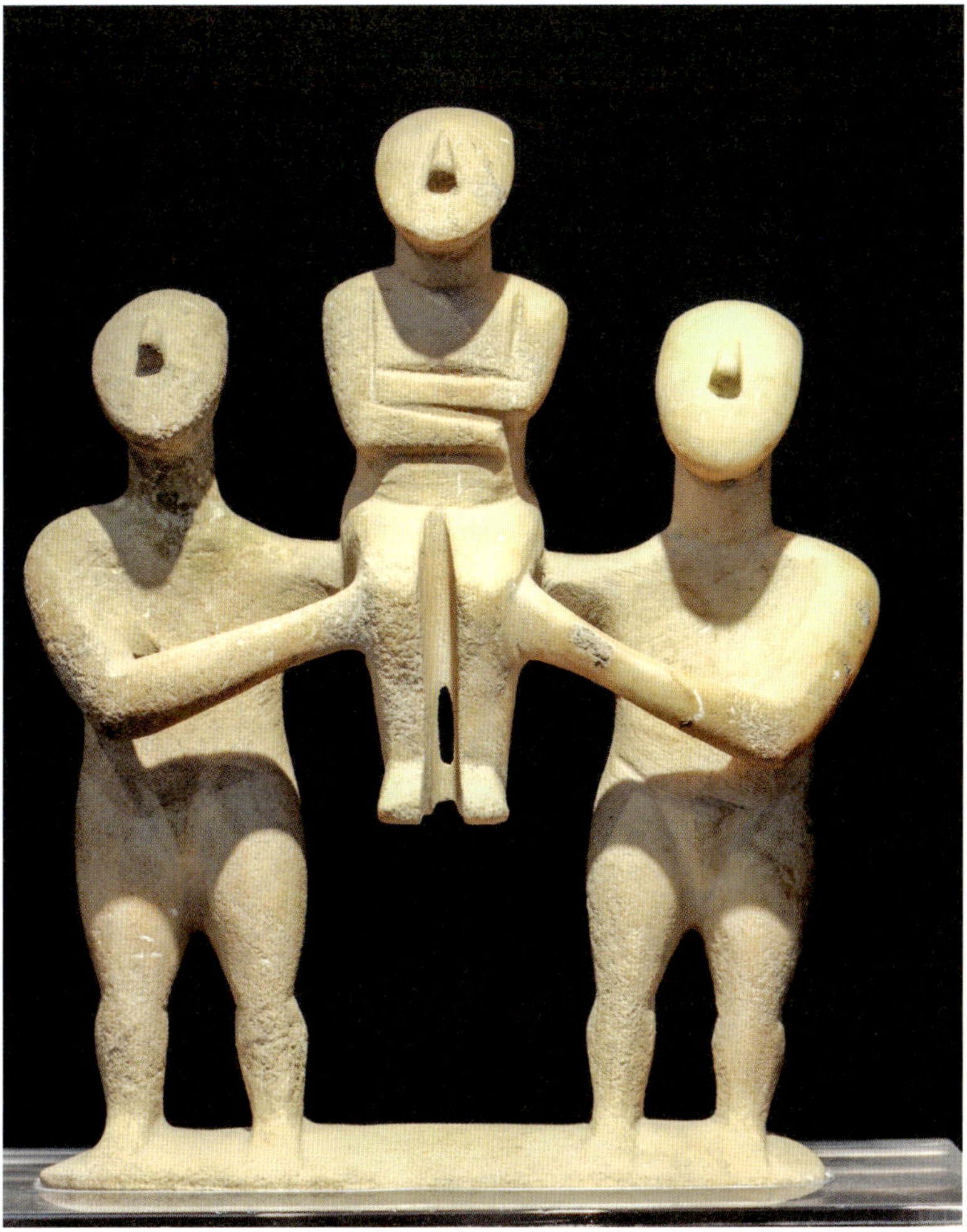

青銅器時代のキクラデス芸術――3人の人物像。

た人々に反発し、より動物的で官能的なもの、あるいは幼稚で不作法なものとされていた感覚器官に光を当てたのである。未来派のF・T・マリネッティとダダイストのマルセル・デュシャンをはじめとする有名な芸術家たちは、一九二〇年から六〇年にかけて定期的に、香水に限らず、オゾンや煙などの好ましくないにおいまで、芸術の一環として振りまいた。特定の連想を呼び覚ましたり、雰囲気を醸し出したりするためである。

芸術家の中には、この貶められた感覚器官をかなり露骨な方法で持ち上げる者もいた。一九〇九年に未来派の主導的立場にあったマリネッティは、自分の新たな運動を紹介するときに「においだ、我々野獣にはにおいだけで充分だ！」と宣言した。自らを「イル・フトゥリズモ」と名づけ、未来を称えることをアイデンティティとするこの運動は、排気ガス、石炭、合成香料などのにおいを芸術活動の一環として利用した。

これに続いて、アロマ・ダンス、演劇、映画など、嗅覚で楽しむ、あるいは嗅覚でしか楽しめない、パフォーマンスが生まれた。一九三〇年代にイタリアで『戦艦バウンティ号の叛乱』が上映された際には、草や海のにおいで場内が満たされたこともあった。このようなパフォーマンスに慣れていない観客は、何が起こっているのか理解できずにいた。また苦情もあとを絶たなかった。たとえば、映像と同時にそれに関連するにおいを流すという試みには「ずれ」が生じる（映像で女性が香水をつけるタイミングと、スミレの香りが漂ってくるタイミングが合わないなど）。また、一九一三年に芸術家のヴァランティーヌ・ド・サン・ポワンが制作座で踊りを披露した際には、においの演出として焚いた煙が場内に充満して、目の痛みを訴える観客が続出した。現代でも漂う気体を制御するのは難しい

（そのため作品の永続的な保存を目的とする博物館では、「香り」を扱うことが敬遠される）。

一九三〇年代から五〇年代にかけて、シュルレアリストたちはグループ展で、杉、香水、コーヒーなどのにおいを拡散させた。作家シモーヌ・ド・ボーヴォワール（一九〇八〜一九八六）は回顧録に「画廊じゅうでブラジルコーヒーのにおいがした」とわざわざ記載し、この試みが気に入ったと明かしている。これは一九三八年にパリのボザール画廊で開かれた国際シュルレアリスム展のことを指す。このとき、詩人バンジャマン・ペレ（一八九九〜一九五九）が画廊の片隅にある電気ストーブでコーヒー豆を焙煎し続けていたそうだ。普段は口数の少ないデュシャンにしては珍しく、晩年のインタビューでこの展覧会についてこう語っている。「あの展覧会は面白かったよ。コーヒーの香りは展覧会の構成要素でもあった。香り自体がシュルレアリスムを体現していた」

多くの芸術家は嗅覚を、ほかの顧みられなかった感覚と同様、総合芸術の重要な構成要素と考えた。マリネッティの妻ベネデッタ・カッパ（一八九七〜一九七七）は、触ることを目的とした作品を制作した。

こうした進歩的な芸術家たちが目指したのは、異空間を創造したり、ほかの場所との繋がりを呼び覚ましたりすることだった。彼らにとって特に重要だったのは、芸術と生活を隔てる目には見えない壁を打ち破り、融合させることである。

帽子に鼻をつけた男

鼻による「視覚芸術」を、「オルファクトリー・アート」または「嗅覚アート」と呼ぶ。近年ではこの動向が世界中に広まり、そのリーディング・アーティストとして活躍しているのが、上田麻希、クララ・アルシッティ、シセル・トラース、ピーター・ドゥ・クペルである。

クペルはギャラリーで花、お金、果物、魚、汗、タバコなどのにおいを展示するほかに、鼻そのものを作っている。「鼻は私にとって重要なシンボルであり、キャリアを通して繰り返し作品に登場する」と言う彼は、たとえば鼻の形の花瓶を作って、その中に強い香りの花を活けて展示した。これによって、花と鼻の関係を逆転させている。香りは、それを嗅ぐ鼻がなくても存在し得る独立した存在であるのに対して、鼻は香りがなければその存在意義を失う。同作品では、その立場が逆転している。つまり、鼻（の形の花瓶）がなければ、花は自立できず、水を得ることもできずに枯れてしまう。このように、香りと鼻は現実の世界にはない、永遠の共生を続けているのだ。

さらに、このベルギーのアーティストは、目や鼻を刺激する以外にも、折に触れて複雑な嗅覚の世界について考えるよう促している。『大気汚染のにおいを嗅ぐ鼻のついた帽子をかぶった男』という作品を理解するためには、オリバー・サックスの『妻を帽子とまちがえた男』という本を参考にするよう勧めている。サックスは感覚器官の研究者であり、また芸術家にとって欠かせない存在だ。中でも「共感覚」という概念を初めて普及させた功績は大きい。共感覚とは、異なる感覚が融合すること

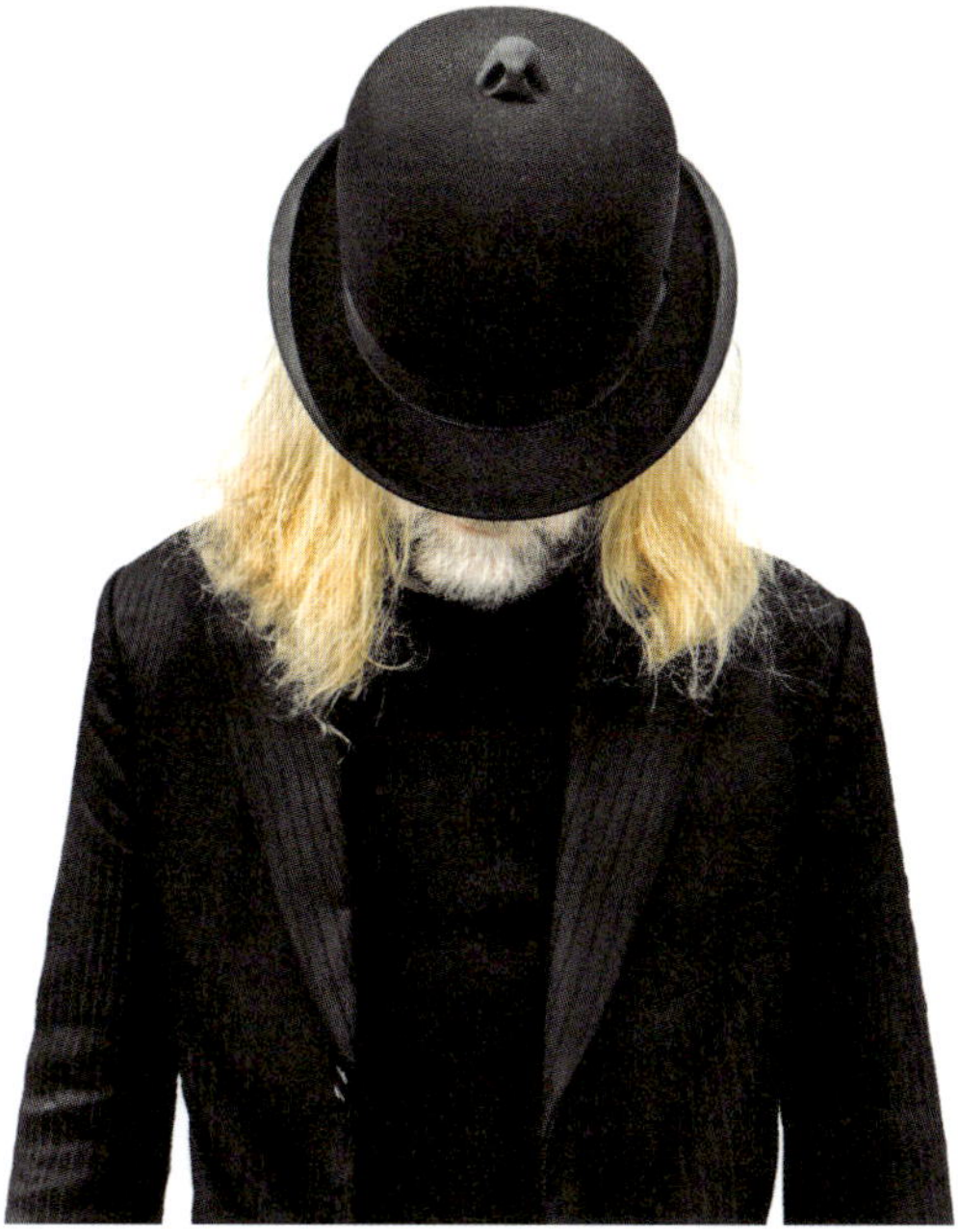

ピーター・ドゥ・クペル作『大気汚染のにおいを嗅ぐ鼻のついた帽子をかぶった男』2015年。

で、たとえば、色の音が聞こえたり、音楽が見えたり、においの触感が分かったりする。

　クペルの『大気汚染のにおいを嗅ぐ鼻のついた帽子をかぶった男』という写真作品では、伝統的な山高帽の下に本人の顔が隠れている。帽子の下から見える長い金髪によって、これが彼の肖像であることが推測できる。クペルは公害などの時事問題をしばしばテーマに選ぶ。帽子についている鼻は、彼が今後もこれらの問題に注目していくことを象徴的に表明しているのだ。うつむいて目を隠しているのは、鼻を強調するためであり、この鼻こそが大気汚染のにおいを嗅ぎ取り、気候問題の緊急性を訴える役割を果たしている。

　嗅覚は、ときとして視覚よりも強いインパクトを与える。においは我々の感情に直接働きかけるからだ。においは映像や画像と違って、地球の反対側で起きていることを示すのではなく、今この場で起きていることを示す。

たとえば、博物館で火事のにおいがしたとしよう。たとえそれが嗅覚アーティストによって人工的に作られたにおいであっても、我々はそのにおいの意味や作者の意図を考えたりするだろうか。とんでもない。一目散に逃げるだろう。これに対して、映像で火事の様子が流れたら、その場でじっとそれを見ているだろう（少なくとも館内の喫茶店から、コーヒーとケーキのいいにおいがするまでは）。

さらに、においを嗅ぐ行為は、生命維持に欠かせない呼吸をすることでもある。大気汚染が我々の気管に悪影響を及ぼすほど進んだら、さすがに我々も行動を起こすだろう。クペルの鼻はそのことを比喩的に伝えている。これには私も全面的に賛成だ。

ナセボ（Nasevo）

クペルと同じぐらい、鼻、におい、そして芸術に関心を示していたのが、スペインの香料製造業者兼芸術家および収集家のエルネスト・ベントスである。私はベントスの娘ジョルジーナと話をする機会を得て、彼が残した印象的な遺産について教えてもらった。中でも特に興味深かったのは、彼の芸術作品の購入の仕方だ。「父はいいにおいのする作品しか買いませんでした」。購入していたのは古いものでなく、いつもモダンアートだけでした」というジョルジーナの話から、ベントスが実際に作品

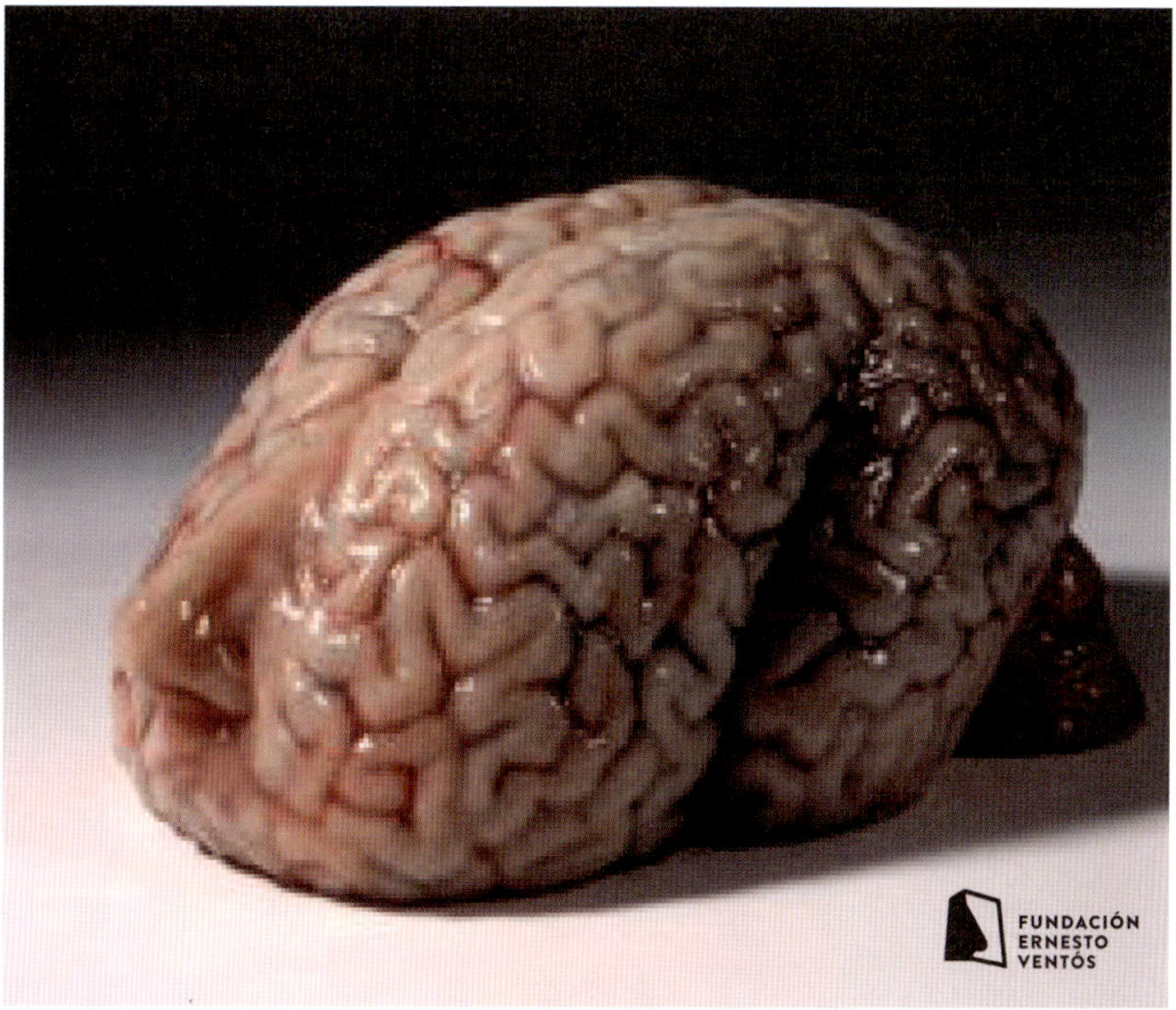

エルネスト・ベントス作『Recordnas I』2003/2004年。

のにおいを嗅いでいたのかと思ったが、そうではなく、彼は共感覚の持ち主だったので、ある特定の色や形や動きが香りの印象として嗅覚を刺激した、ということなのだ。その香りの印象がよければ、作品を買い求めた。このようにして集められた、実際は無臭の「香り高い」コレクションは「Olor - Visual」（スペイン語で「嗅覚的な視覚」）と名づけられ、現在は主に娘が管理している。

ベントスは嗅覚および視覚的芸術以外にも、物理的な鼻にただならぬ興味を示した。両親が亡くなったあと、彼らの鼻の型を取って保存している。デスマスクのように、顔全体の型を取ることもできたはずなのに、鼻だけとは意味深長だ。つまり、人のアイデンティティを主に鼻に見出していたのだろう。

ベントスは「Nasevo」（カタルーニャ語の「鼻」＋フルネームのイニシャルである「Evo」）名義で、非常に立派な三次元の鼻を作った。この鼻は、つるっとしたピンク色の高光沢性樹脂（シリコン）でできた脳から突き出ている。これは生理学的見地から見て非常に面白い。脳神経の一部が実際に鼻腔の中に入り込んでおり、鼻は唯一の感覚器官として直接脳と繋がっているのだ。逆に言うと、脳は鼻を通して直接、外の世界と繋がっていることになる。

14章　民族的特徴

「ユダヤ鼻」と骨相学

「疫病神のユダヤ人！」男性はわざわざ車の窓を下ろして、通りすがりに私に向かってそう叫んだ。また別の男性からは「嘘だろう。まさかユダヤ人じゃないだろうな」と言われた。やはり大きな鼻の友人と一緒にレストランで席に着こうとしたときのことである。幸い、私は先祖が殺戮《さつりく》されるという苦しみを味わっていないが（ユダヤ人ではないので）、定期的に浴びせられるこのような言葉に傷つき、不安にもなる。

たかが鼻の形一つで、人は嫌悪したり、侮辱したりするのである。戦時中であれば鼻が大きいだけでナチスに捕まった。私のパートナーの祖父は鼻が大きかっただけではなく、鼻を使う仕事をしていた。世界規模の大企業、ユニリーバで製品のにおいを嗅いだり、評価したりする開発業務に携わっていたのだ。戦時中に彼が道を歩いていると、ユダヤ人と間違えられてドイツ兵に呼び止められたこともあった。

いずれにしても、「ユダヤ鼻」は、誰がなんと言っても、一般的に通用する言葉だ。長いあいだ辞書にも載っており、「ユダヤ人特有の鼻」と説明されていた。そして知らない人のために、わざわざ補助注記で、「侮辱の言葉」と記載されていた。これは二重の意味で不適当だ。一つにはユダヤ人全員がこのような鼻をしているかのように受け止められるから、もう一つにはこのような形状の鼻がよくないことのように受け止められるからである。

こうした偏見に満ちた誤った解釈はどのように生まれたのだろうか。なぜ辞書ともあろうものの説明が、見当違いのみならず誹謗にまで及んだのだろうか。

二十世紀における鼻のステレオタイプ化と「シリア人の鼻」

ユダヤ人の鼻、もしくは鉤鼻は十三世紀においてすでにステレオタイプ化していた。しかし、本格的にネガティブな意味合いが広く普及し始めたのは二十世紀になってからである。一八五二年に刊行されたワーウィックの『鼻に関する本』で、鉤鼻は「狡猾さ」の表れだと記載されている（あるいは、抜け目のなさ、ずる賢さとも解釈できる）。また、商売人気質の人に見られる形状とも書かれている。これにより、ワーウィックの時代にはすでにユダヤ民族と「ケチ」という概念を結びつけていたと考えられる。

一方で、ワーウィックはそれゆえに、多くのキリスト教徒は鉤鼻の人から商売のやり方を学べばよい、とも記載している。さらに「ユダヤ鼻」はユダヤ人にだけ見られる特徴ではなく、むしろシリア人にこの形状の鼻が多く見られるとも述べている。海洋民族だったフェニキア人は商売上手として有名で、その末裔であるシリア人も同様の性質を受け継いでいるはずなので、この形状の鼻は「シリア人の鼻」と呼ぶほうがふさわしいかもしれない、とワーウィックは結んでいる。

今日ではシリア人と鉤鼻を結びつけて考える人などほとんどいない。その理由は第二次世界大戦が大きく関係している。

ネガティブなイメージ

ユダヤ人の鼻のステレオタイプ化は第二次世界大戦中に急速に広まった。フリッツ・ヒップラー監督によるナチスのプロパガンダ映画『永遠のユダヤ人』は、事実無根にもかかわらず「ドキュメンタリー」と位置づけられ、誇張された表現でユダヤ人を悪者として描いた。同映画のポスターには、下向きの大きな鉤鼻、肉厚な唇、尖った耳のユダヤ人が描かれている。明らかにユダヤ人のイメージを悪魔や鬼のステレオタイプと重ねているのだ。独裁者は誰よりも、視覚的なプロパガンダの強烈なインパクトとその普及性を知っていた。その結果については、ほかの著書で多く語られているので、ここでは言及しないことにする。

しかし、ナチスが犠牲者たちを選別し、それを正当化するために利用した非常に危険な「えせ知

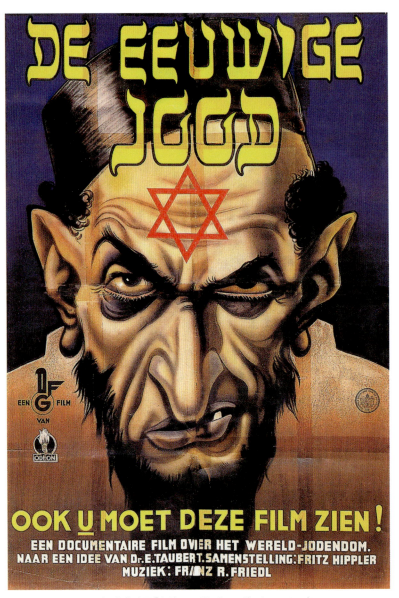

反ユダヤ主義映画『永遠のユダヤ人』のポスター。1940年。

識」については触れておこう。それは骨相学のことである。

罪な知識

骨相学のルーツは十八世紀にさかのぼるが、二十世紀において最も普及した。この骨相学は伝統的な観相学から派生したものである。しかし、観相学が人の外見と性格の関連性を説いたものであるのに対して、骨相学は頭蓋骨の形状と大きさで、人種全体の特徴を定義している。人種という言葉自体、十九世紀に作られたもので、現代ではその使用が次第に制限されつつある。骨相学はまた、頭蓋骨とほかの身体部分との比率も判断基準としていた。たとえば、顔の大きさに対する手の大きさなどである。

生来性犯罪者説

最も有名な骨相学者は、言うまでもなくイタリアのチェーザレ・ロンブローゾ（一八三五〜一九〇九）である。社会学の教師がロンブローゾの生来性犯罪者説について講義した日のことを、私は決して忘れない。生来性犯罪者説では、人の外見で犯罪者かどうかを判断できるとしている。その外見的特徴とは、奥まった目、繋がった眉毛、広い顎、鷹のような鼻、肉厚の唇、ということだった。教師がこの特徴を列挙し始めると、私は次第に居心地が悪くなってきた。繋がった眉毛と肉厚の唇以外はすべて自分に当てはまるからである。やがてクラスメートが周りを見渡し始め、皆の驚いたような視線が私に集まったときには、生きた心地がしなかった。

ロンブローゾは犯罪者について、次のように述べている。犯罪者の鼻は鉤鼻である以外にも、「普通の人」とは異なる嗅覚を持っている。男性の犯罪者の場合は嗅覚が弱く、女性の場合はまったく嗅覚がないので強い香水をつけている。また娼婦は触覚、味覚、嗅覚が弱いので、自分が置かれている現実に鈍感だという。

映像作家のイェルヴァン・ジャニキアンはこうした内容を踏まえて、映画『*Cesare Lombroso - Sull'odore del garofano*（チェーザレ・ロンブローゾ――カーネーションの香りについて）』を制作した。一九七六年にベネチア国際映画祭で上映された際は、シナモンに似たカーネーションの香りが場内を満たした（現在では野生のカーネーションしか、このようなにおいはしない）。

骨相学では鼻だけでなく、特に頭蓋骨に「科学的な」裏づけをしようとした。従って、頭蓋骨の形状や大きさは、脳の未発達および異常を示し、それは単に生まれつきの場合もあれば、栄養不足や育児放棄が原因となる場合もある、とした。

ナチスはこの内容に基づいて「劣等人種」か「優等人種」かを選別するために、支配下にある医師たちに頭蓋骨の大きさを測定させた。オランダ人医師のアーリエンス・カッペルス（一八七七～一九四六）もこの任務を命じられた。オランダの脳研究所に勤務していたときに、ロンブローゾの研究室を訪れる機会があったからである。だが、カッペルスはロンブローゾとは異なり、人の命を救うために、自身のキャリアを役立てた。一九四二年に五百件の測定結果を改ざんし、何百人ものユダヤ人の命を救ったのだ。

現在でも人は他人の見た目や鼻の形によって不当に差別をする。ナチスによって採択されたロンブローゾの犯罪者のステレオタイプが現代においてもなお、浸透しているのだ。我々は歴史的人物の外見さえも色眼鏡を通して見るようになっている。

フラウィウス・ヨセフスの偽の鼻

ユダヤ人の歴史家フラウィウス・ヨセフス（三七〜一〇〇頃）は、紀元後六六年から七〇年頃に勃発した、ユダヤ人の帝政ローマに対する反乱を記録した『ユダヤ戦記』で有名だ。彼のものとされるローマ時代の胸像を見ると、のちにユダヤ人の象徴となる大きな鉤鼻が突き出している。人はこれを見て、（いわゆる）「ユダヤ鼻」は何千年も前から存在しており、この帝政ローマ期の胸像が何よりもの証拠で

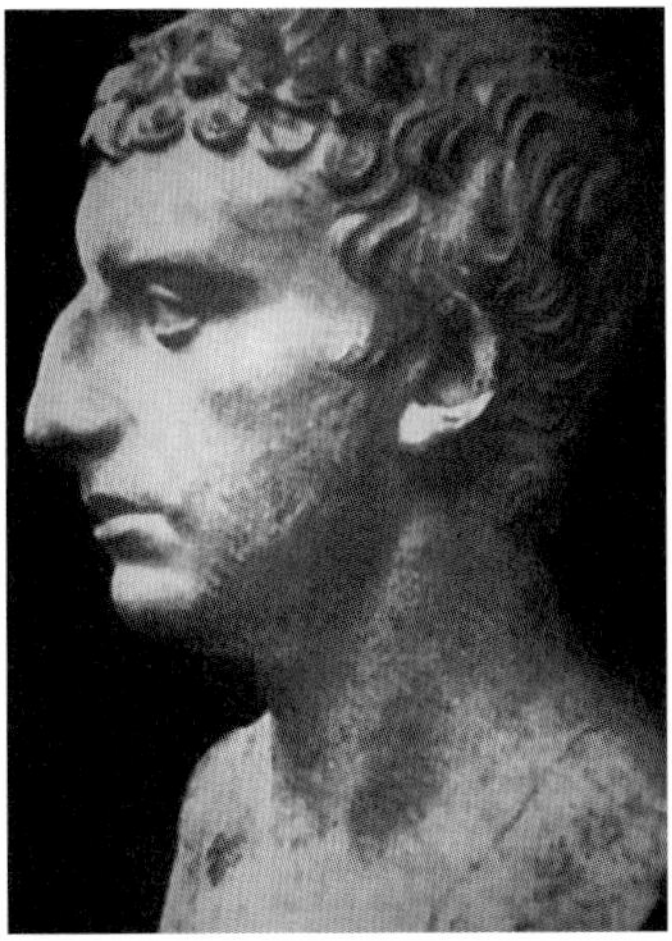

1920年代にフラウィウス・ヨセフスの胸像とされた、帝政ローマ時代の胸像。

ある、と言う。

しかし、フラウィウス・ヨセフスの鼻がきっかけで「ユダヤ鼻」という言葉が生まれたわけではない。むしろその逆だ。一九二〇年頃に急速に広まったユダヤ人の鼻のステレオタイプ化によって、問題の胸像がフラウィウス・ヨセフスのものだということになった可能性がある。前出のローマ人の顔を研究しているマーク・ブラッドリーによると、古代においてユダヤ人と鉤鼻を結びつける概念はまったくなかったそうだ。よって、このユダヤ人の歴史家の鼻が「ユダヤ鼻」の起源となんらかの関係があるとは思えない。

恥ずべきことか、視野の狭さか？

我々は自分自身や他人を外見で判断するため、大抵の場合、悪意はないものの（もちろん故意の場合もある）、結果として人を傷つけることがある。何千年も前からそうで、いまだに同じことをしている。前述のような「えせ知識」に基づいているか否かにかかわらず、我々は見た目によって（狭量な）評価をくだしている。中でも特に鼻はその評価対象となりやすい。その理由は、一番目立つからであり、多様性に富んでいるからである。まず目測で鼻の大きさを見定め、最初の指標として、その人の人種的背景を推し量ろうとする。幸い、今では表をもとに鼻の形状とそれに関連する「劣等性」や「望ましくない」性格を判断したりはしない。

しかし、果たしてそうだろうか。今日でも、我々の外見のどこが「いけない」のかを指摘し、形、曲線、長さを正確かつ完璧に描写した上で、理想的な顔写真を提示するような専門家は存在する。特に鼻の分野で、このような傾向が顕著に見られる。私が言おうとしているのは鼻形成術に特化した美容外科医のことだ。つまり、人に劣等感を与えることで自身の利益を得ている産業のことである。

15章 形成外科および鼻形成術

作られた鼻

家の数よりも鼻の数のほうが多いのは事実だが、だからといって、鼻が家よりもはるかに頻繁に作り直されている理由にはならない。鼻の形成手術は特に二十世紀に入ってからよく行われるようになり、ミレニアムを迎えた現在は急増している。自分の顔が気に入らない原因の多くは、その中心にある鼻であることが多い。私がお世話になっている出版社にも、子供時代の私と同じ癖を持つ人が何人かいた。それは指で鼻を押さえることだ。自分の鼻の形が気に入らず、やっても無駄だと分かっていても、鼻梁や鼻先を押さえつけて、より低く、あるいはまっすぐにしようとしていたのである。

形成外科、特に鼻形成術には長い歴史がある。歴史家エミリー・コック（4章でティコ・ブラーエの説明において言及）は、このことについて非常に詳しい。著書『*Rhinoplasty and the Nose in Early Modern British Medicine and Culture*（鼻形成術およびイギリス近世の医学と文化における鼻）』（未邦訳）では、さらに専門的にこのテーマを扱っている。その中で、イタリア人医師ガスパーレ・タリアコッツィ（一五四五頃～一五九九）が損傷した鼻を革新的な方法で再建しようとした経緯が説明されている（もっとも、失敗に終わるが）。

その方法は大変な痛みをともなった。まず、鋭いメスで腕の一部を四角く切開する。それから皮膚を一辺だけ残して、肉から剝がす。患者（大抵は決闘で鼻を負傷している）は先ほどめくられた腕の皮膚を鼻に押し当てたまま、くっつくまで何週間も、いや何カ月も過ごさなければならない。鼻にくっついたら、その皮膚を腕から切り離す。この方法はその後何百年もヨーロッパじゅうで実施されてきたが、議論が絶えなかった。地獄のような苦しみに耐えたところで、作られた鼻が取れてしまうこともあったからだ。

この野心的な施術を具体的に説明した、やや臨床的な図版が残っている。その中で、男性は左手を後頭部に当てている。鼻と接触した腕は器具で固定されている。右手で毛布を握りしめているものの、患者は平然としているように見える。

しかし、もっと明確に伝わる映像がある。5章で紹介したネットフリックスのドラマシリーズ『The Knick／ザ・ニック』では、この施術がさらにリアルに描かれているので、嫌悪感をそそる（私はあえて見ていない）。物語の舞台は二十世紀初頭のニューヨークの病院。梅毒に侵された美しきアビゲイルがこの処置の犠牲者となる。サッカリー医師は元恋人アビゲイルの美貌を救うために、タリアコッツィ流の施術を試す。感受性豊かな視聴者は確実に不快感と心の痛みを覚えるだろう。

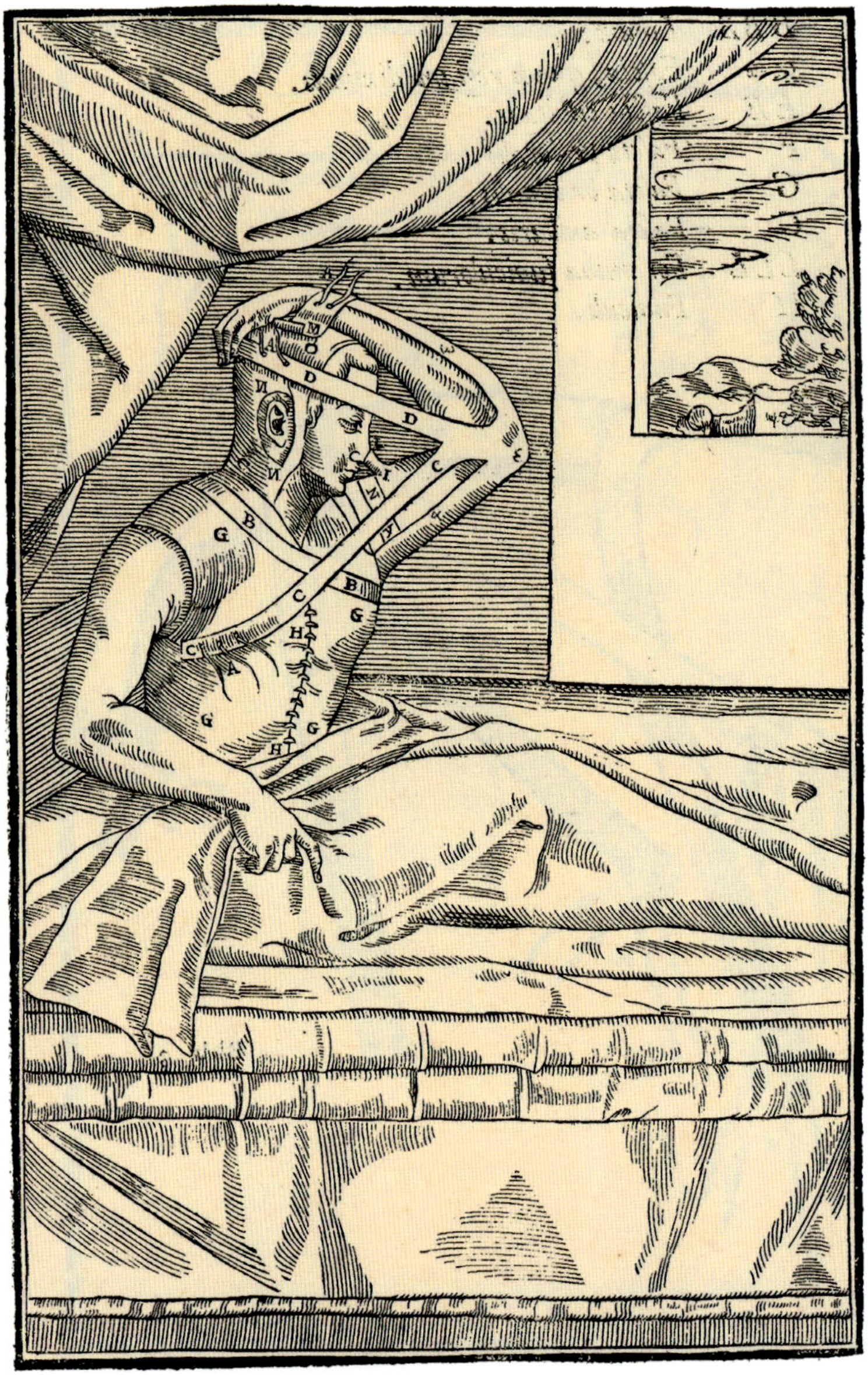

ガスパーレ・タリアコッツィ著『*De curtorum chirurgia per insitionem*（移植による欠損の外科的修復）』（未邦訳）の図版。1597年。

二十世紀の鼻形成術

二〇世紀に入ってから、鼻に対して外科的処置を行うことがますます増えた。決闘が増えたからでも、珍しい梅毒が増えたからでもない。一九〇〇年頃から、特に女性の場合は長い鼻、大きな鼻、曲がった鼻が当時の美的基準にそぐわなかったので、敬遠されるようになったからだ。鷹のような鼻は、もはや地位や権力、あるいは芸術家の象徴とは見なされなくなり、曲がった鼻、角張った鼻、横につぶれた鼻をまっすぐ筋の通った鼻にするため、外科的処置が行われた。ほかにも様々な形の鼻が「異常」で好ましくないものとされた。

一九一七年のドイツのとある広告では「鼻の異常」という見出しで、どのような鼻が不適切か露骨に説明していた。

一、ジャガイモ鼻
二、鞍《あんび》鼻
三、アヒルのくちばし形の鼻
四、尖った鼻
五、長い鼻
六、鉤鼻

七、幅の広い鼻
八、曲がった鼻

誰もがいずれかに（あるいはいくつかに）当てはまるのではないだろうか。私の場合は四と五のあいだではないかと思うが、「正常な鼻」に該当する人などほとんどいないはずだ。同広告によれば、「正常な鼻」はギリシャ／ローマ鼻の範疇に属するものだけらしい。しかし本来のギリシャ鼻と、同広告が意味するところのギリシャ鼻では形状が異なる。ギリシャ鼻は額と鼻梁が一直線上になければならないが、広告では明らかに額と鼻梁のあいだにくぼみがある。さりとてローマ鼻かというと、そうでもない。広告の鼻にはローマ鼻の特徴であるアーチ形の湾曲や鼻梁の曲折がなく、かすかにスロープ状になっているだけだ。従って、この広告のギリシャ／ローマ鼻は勝手に考案されたものではないかと思う。またブラッドリーは、この広告はドイツ人たちが自らをどう見ていたかを物語っている、と述べている。

（前略）当時のドイツ人は自身を古代ギリシャやローマの正統な継承者と自任していたので、それらの伝統的な形状の鼻を理想とするのは特に不思議なことではない。

ともあれ、ベルリン出身の鼻形成術の専門家レオ・マキシミリアン・バギンスキーが「異常な鼻」に対する解決策を見つけた。それは「Zello（セロ）」という「鼻の矯正器具」である。バギンスキー

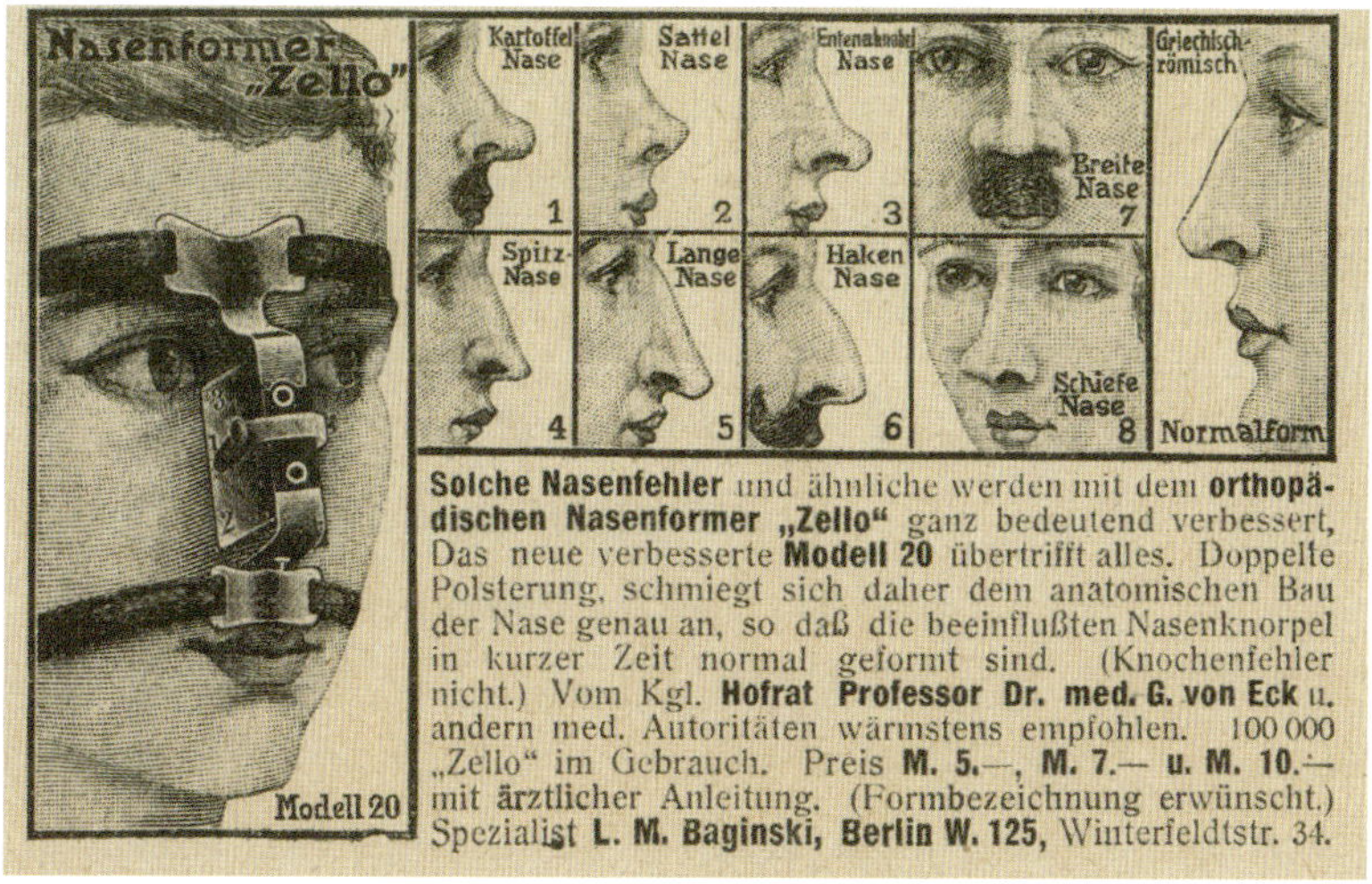

1917年頃に掲載された、バギンスキー考案の「Zello」の広告。
右端が「正常な鼻」とされている。

は新聞などのマスメディアを通じて、この商品を世界中に宣伝した。十九世紀末にバギンスキーはこの矯正器具の特許を取得した。鼻の歪みや凸凹を押さえつけてまっすぐにするための、ネジで締めつける金属製の固定具《クランプ》のようなものだった。「型」の内側に革製の裏地がついていて、ゴムバンドで頭に固定できる。広告には免責事項として、鼻の骨格の異常は本商品では対応できないと記載されていた。

バギンスキーから少し遅れて、M・トライルティ（自称「鼻矯正のパイオニア」）が「ノーズシェイパー」という商品を売り出した。一九二〇年代から一九三〇年代にかけて、新聞や雑誌にこの商品の広告が掲載された。特許を取得した「鼻用ハーネス」を説明書に従って装着すれば、軟骨および肉質の部分を思いどおりに矯正できると謳っている（骨格に関しては言及されていない）。この魔法の器具は軽い金属プレートから成り、その六カ所についているネジを締めることで、鼻の形を矯正するという仕組みだ。付属の紐で頭に固定できるので、夜寝ているあいだに、痛みも人目も気にせず、悩みを解消できるという。また、日中に装着しても不自然ではない、と広告には書かれていた。

「ノーズシェイパー」の広告で印象的なのは、鼻先の形を変えることに重点が置かれている点だ。「使用前」「使用後」の絵から、鼻梁から鼻先にかけてのラインが特に重要であったことが分かる。下向きの鼻先は論外で、鼻の孔は見えてはいけない。広告はさらに「とにかく、まっすぐ」であることを推奨し、「あなたの美しい顔を鼻で台無しにしてはならない」と述べ、「形の悪い鼻は、あなたのキャリアのみならず、人生そのものを台無しにする」と続けている。

このことを裏づけるかのごとく、一九二三年に女優エディス・ネルソン（一八九一〜一九七〇）の証言が『サンフランシスコ・エグザミナー』紙に掲載された。このブロードウェイスターはノーズシェイパーを使用して初めて役をもらえたと率直に語っている。これを読んだ人は、鼻を矯正しなければ、輝かしいキャリアを逃すかもしれない、と思うはずだ。この事実は、美醜の基準は得てして商業主義によって決定されることを浮き彫りにしている。

もちろん、肝心なのは、鼻の矯正器具が考案者の私腹を肥やす以外に何をしてくれたのかということだ。二〇二〇年にドイツの耳鼻咽喉科医がこうした器具を入念に調べたところ、装着の効果は（眼鏡をかけている人なら分かると思うが）皮膚への圧迫感とネジの痕だけだった。つけ心地の悪さから、睡眠不足になる可能性も指摘された。

当時の鼻形成術はバギンスキーやトライルティのように「手軽な」手段ばかりではなかった。二十世紀初頭にはすでに、審美的な理由による本格的な外科手術が行われていた。一九二二年に、フランスの外科医ブールジェは女性患者のワシ鼻をまっすぐな鼻に作り換えた。その数世紀前には、詩人ラウラ・バッティフェリ・アンマナーティが誇りにしていたアイデンティティを、この女性は変えてしまったのである。もっとも、この女性が自ら望んでこの手術を受けたのか、医師が名声欲しさに彼女を実験台にしたのかは定かではない。

マスクから派生した化粧品

美容外科あるいは形成外科が受け入れられるようになったきっかけは、二十世紀初頭に勃発した第一次世界大戦である。多くの兵士が塹壕《ざんごう》から一瞬顔を出しただけで、鼻や顔全体を失った。この歴史を専門とするデビッド・M・ルービン教授によれば、当時は顔を負傷した兵士が好奇の視線にさらされないようマスクが作られたそうだ。アンナ・コールマン・ラッド（一八七八〜一九三九）は、その種のマスクの作り手として名が通っていた。錫《すず》で本物そっくりの顔を再現しただけでなく、リアルに見えるように塗装を施した。このようなカムフラージュ技術で素顔を隠すことが普通になると、以前は主に娼婦のするものだった化粧が、一般女性のあいだでも普及した。まつげに塗る「マスカラ」もイタリア語の「mascera（マスク）」に由来する。

美容外科は最高

フランスの外科医によって手術を受けた無名の女性の「術前」「術後」の写真は、アンディ・ウォーホル（一九二八〜一九八七）が一九六〇年代の初めに制作した『ビフォーアフター』という一連の作品を彷彿させる。宣伝目的に使用されたこの写真は、ワシ鼻を「修正」した人の典型的なビフォーアフターを示している（広告によると、この女性はユダヤ人だったらしい）。ウォーホルの絵では、女性の鼻をかなり下向きに描くことによってワシ鼻が誇張されている。

作家のヴァージニア・ブルムによると、一九五〇年代から六〇年代にかけて、多くの在米ユダヤ人は出自で判断されないように、周りと「同化」するための鼻形成術を受けたらしい。多くのユダヤ人が集団に「帰属」し、目立ちたくないと思うようになったのは、間違いなく数十年前の悲劇的な出来事がきっかけだ。ブルム自身もユダヤ人で、形成手術失敗の犠牲者だという。軟骨を不必要に多く切除されたそうだ（幸い、のちに有能な専門医によって修復された）。

形成手術の経験者であるブルムによると、まっすぐでほっそりとした鼻へのこだわりは、外科医が多様性——患者それぞれの顔立ちや民族性——を考慮せず、均一的な美の基準を押しつけることに起因するという。

ギリシャ／ローマ鼻のようなまっすぐな鼻は現実というよりイメージに基づく形であり、中性的で、何よりも「白人らしさ」を感じさせる。こうした理想を押しつけられるせいで、多様性が認められなくなり、多くの人々が自己嫌悪や自信喪失に陥る。その結果、美容産業が潤って、顔に似合っているとは言えない鼻がどんどん作られるようになるのだ。

ウォーホルもまた、自身の鼻にコンプレックスを感じていた。それで二十九歳のとき、丸く膨らんだ鼻先をほっそりさせた。このポップアーティストが美容外科に対して否定的ではなかったことを証明する有名な発言がある。彼はハリウッドの人々のことを「すべては作り物である。だが私は作り物が大好きで、作り物になりたいんだ」と言っている。

ウォーホルの美容外科医だったパメラ・リプキンは、彼から真夜中に電話がかかってきてコラーゲン注射をしてほしい、と言われたことを覚えている。夜明けまで待ってほしいと頼むと、彼は非常に不機嫌になったそうだ。また、彼のアイデンティティともなっている髪も自身のものではなかった(自分で選んだ髪《カツラ》ではあったが、生まれ持った髪ではなかった)。

バービー人形とお姫様のような「上向きの鼻」

今も昔と変わらず、商業が美の基準を左右する。今はさらに、流行らせたいイメージを拡散させるための多くの媒体が存在する。インターネット上には、美しい女性モデルや女優の画像が氾濫している。各国の妃までもが、多くの女性の美の手本となっている。

二〇一一年にケイト・ミドルトンがウィリアム王子と結婚したあと、美容外科に「ケイト、つまり

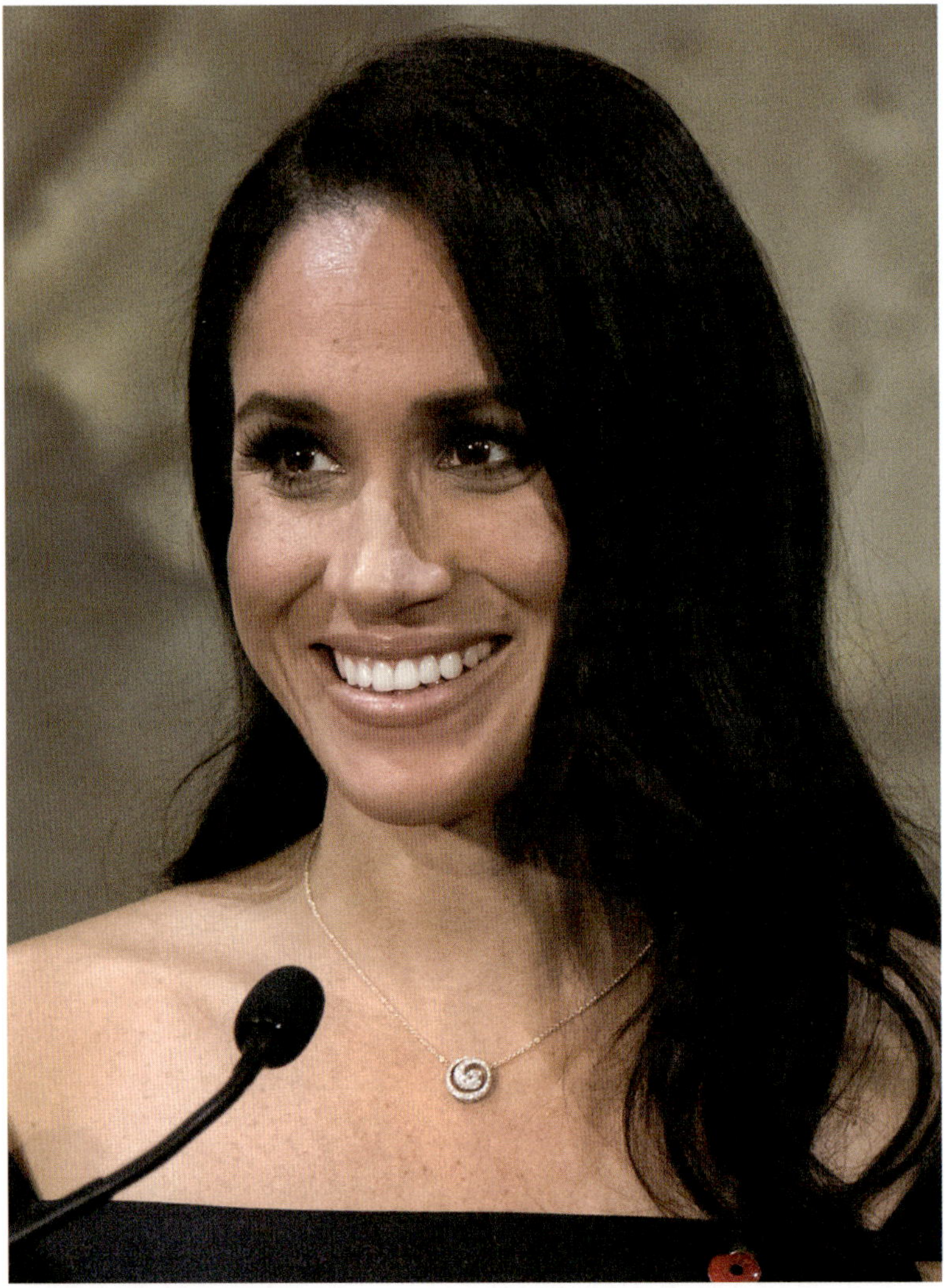

メーガン・マークル（右）とケイト・ミドルトン（左）の鼻梁にかすかな盛り上がりのある鼻は、何千人もの女性にインスピレーションを与えた。ケイトの鼻は典型的な「上向きの鼻」だが、メーガンの鼻は非常にかすかではあるが、ワシ鼻の特徴が見られる。

15章 形成外科および鼻形成術

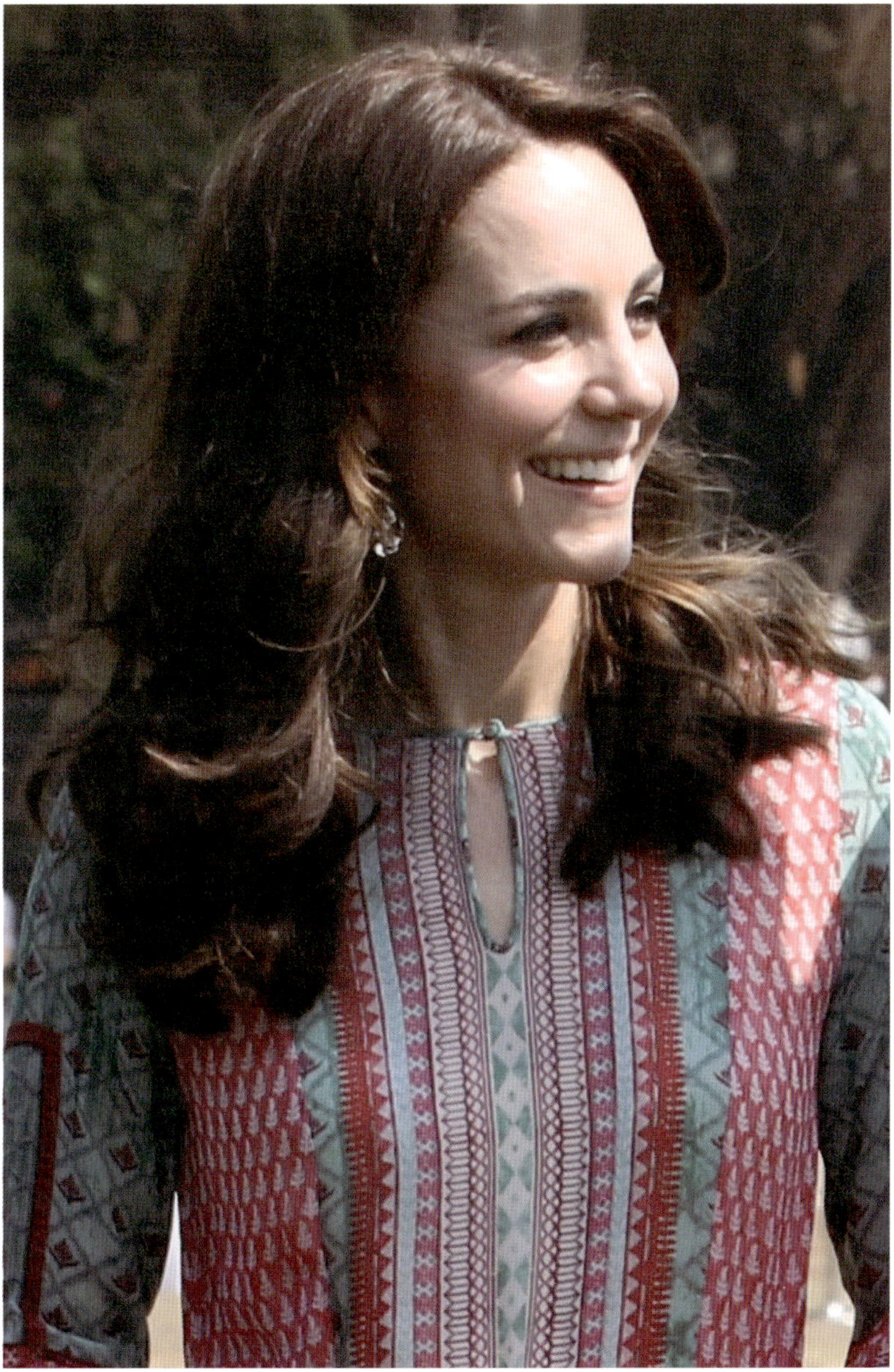

公爵夫人のような鼻」にしてほしいという要望が殺到した。その後、女優のメーガン・マークルがハリー王子と結婚したあとも同じような現象が起きた。どちらの妃も、いわゆる完璧なギリシャ鼻ではない。バギンスキーの広告を参考にするなら、「鞍鼻」に近い。しかし、ワーウィックの鼻の分類では、よりエレガントな「上向きの鼻」に該当する。男性なら論外だが、女性には推奨される鼻の形だ。個人的には、双方の貴婦人の鼻はトスカーナ地方の緩やかな丘陵を彷彿させる。いずれにしても、二人の妃が美の基準に多様性をもたらしたことは歓迎すべきだ！

しかし、実は「上向きの鼻」はもっと前から「理想の女性」の特徴として日の目を見ている。本名バーバラ・ミリセント・ロバーツ、ほかならぬバービー人形がその先駆者だ。このスリムな人形は一九五九年にルース・ハンドラーによって考案された。バービーの鼻はあり得ないほど小さく、鼻梁がくぼんでいて短い。また、初期のバービーの鼻はエリザベス・テイラーのように鼻先がつんと尖って上を向いていた。こういう鼻になったのには理由がある。バービーはもともと、ドイツの漫画の主人公「リリー」をモデルに生まれた。リリーは横から見るとたしかに上向きの鼻だが、正面から見ると、鼻梁の線がほとんど見えず、鼻の孔は二つの点にすぎない。リリーの鼻を正面から描く場合の簡略化された画法がバービー人形にも適用されていた可能性はある。実際、バービー人形の鼻はどこから見ても、人体の器官というより、小さな突起にしか思えない。

バービー人形の非現実的な外見のせいで、何百万人もの女の子たちが自分もこういうふうにならなければならない、と思い込まされてきた。研究者アレクサンドラ・ジョーディオによると、バービー人形ほど美の基準に絶大な影響を与えた商品はないらしい。しかも発売から何十年も経っているのに、

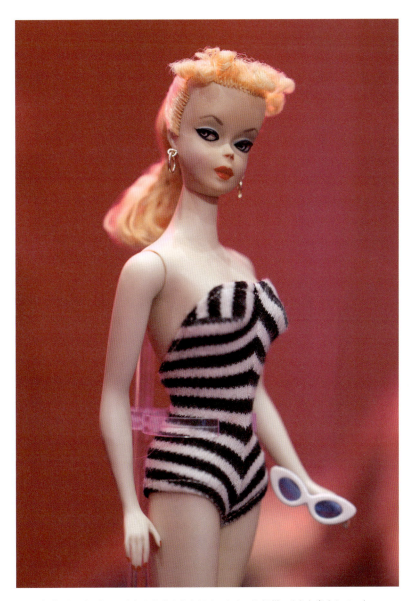

初代バービー（1959年）は非現実的な細くて小さいお姫様のような鼻をしていた。

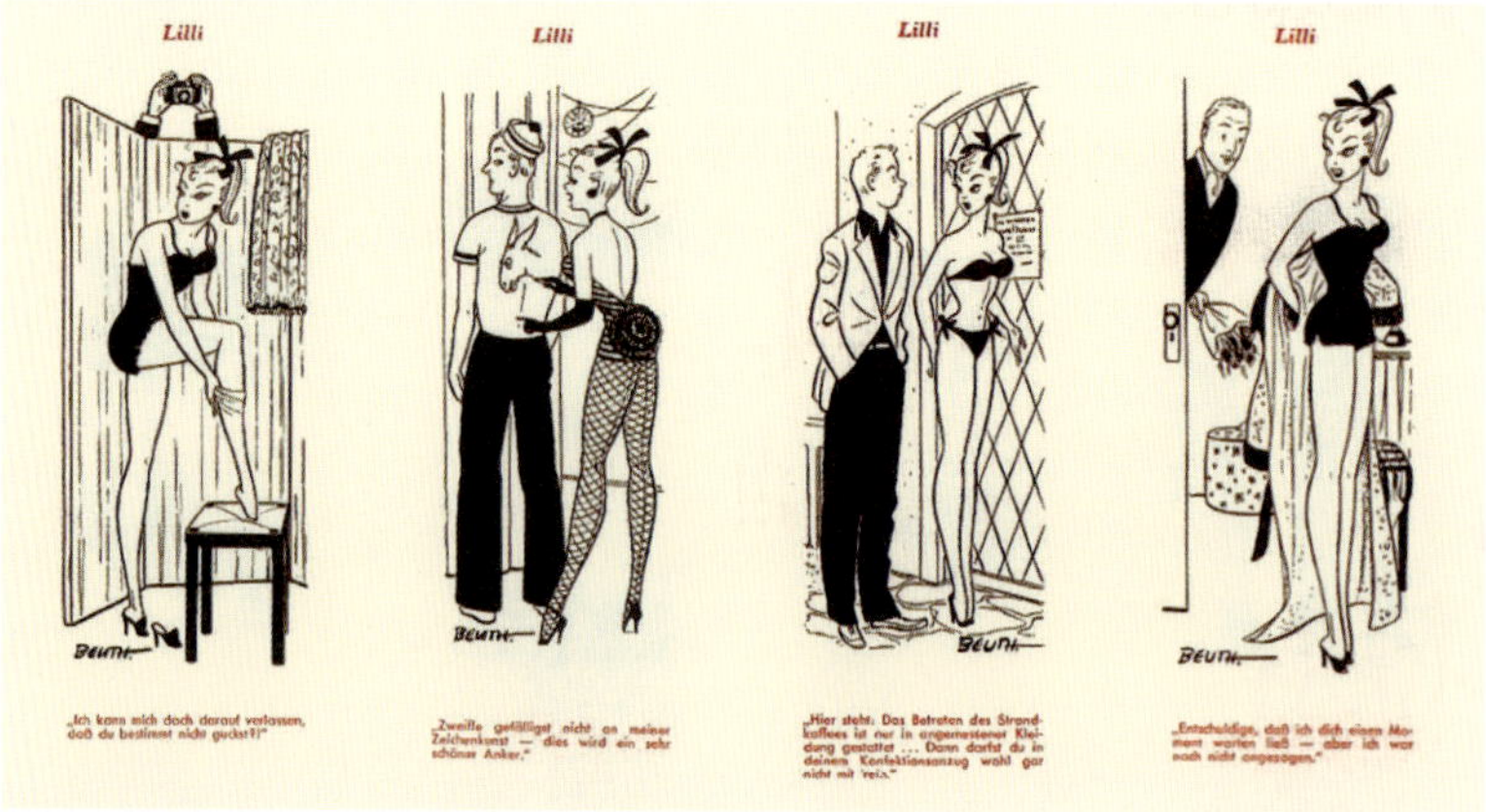

1950年代にドイツの『ビルト』紙に掲載されていた漫画に登場するリリー。正面から見ると鼻はほとんど描かれていないが、横から見るとはっきりと突き出している。鼻の小さいバービー人形はこのキャラクターをモデルにしている。

その影響力は衰えていない。そこに新たな風を吹き込んだのは、マテル社が二〇一六年に発売した「ファッショニスタ」シリーズだ。このシリーズの人形たちは多様性に富み、従来の「型」にはまった美の基準では認められないような個性や特徴を備えている。

この画期的な変化は、二〇一六年に『タイム』誌で紹介された。ややふっくらとしたバービー人形（それでも鼻は小さい）が表紙を飾っている。こうした人形を製造した理由は「現代の母親たち（かつてバービー人形で遊んだ世代）のニーズに応え、子供たちのために空想の世界の可能性を広げてあげたいから」だという。現在、バービー人形には四種類の体型（オリジナル、長身、豊満、小柄）と、十二色の肌色、同数の目の色がある。さらに、金色の義足をつけた人形や、車椅子に乗っている人形もある。鼻の形も少し種類が増えた。一番目を引くのは、アフロヘア（金髪）で、そばかすがあり、ふっくらした唇に、幅広で平たい鼻をしたバービー人形である。薄い茶色の肌に黒髪の人形には、しっかりとした鼻梁と扇型に広がる鼻翼の鼻がついており、キャラメル色の肌の人形の鼻はやや下向きだ。残念ながら、ワシ鼻の人形は現段階では製造されていないが、将来的には作られるかもしれない。

イラン人の美しさ

かつてペルシャと呼ばれていたイランの女性は地球上で最も美しいとされる。アーモンド形の目と太くて艶やかな黒髪は称賛の的だ。そして、イランは世界的に見ても美容外科手術（特に鼻）を受けている人の割合の多さはトップクラスだ。他国では手術をこっそり受け、その事実を秘密にしようとするものだが、イランでは（アルメニアでも）むしろ公にしたがるそうだ。身体のほかの部分と髪は厳重に覆い隠すにもかかわらず、顔に巻かれた包帯は見せつけるように町を闊歩するらしい。身体のほとんどを隠さなければならないから、「見せられるもの」を強調するのかもしれない。さらに、ある程度のステータスがなければ、「鼻の手術」は受けられない。手術には高額な費用がかかるので、それを受けられるということは中流以上の家庭であることを意味している。つまり美容外科手術を受けると、美しくなるだけでなく、結婚の可能性も高まるのだ。

この事象を、オプラ・ウィンフリーは二〇〇八年に自分の番組で特集した。番組内でイラン人女性が友人について、美容外科手術を受けてから二年以上も経っているのに、まだ包帯を巻いて歩いている、と語った。これに対してオプラは「それなら、もっと安上がりな方法がある。手術を受けるだけ

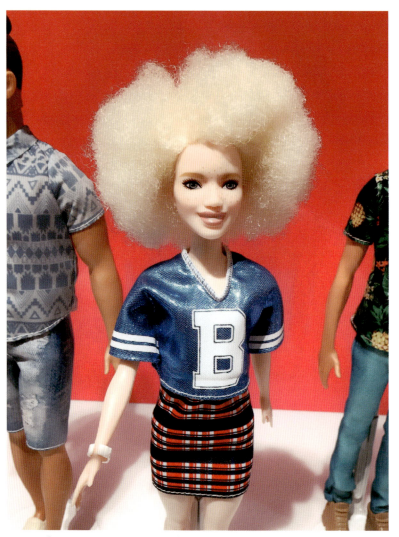

「ファッショニスタ」シリーズ、代表チームのユニフォームを着たバービー。
オリジナルの鼻よりも幅が広め。

の余裕がなければ、鼻に絆創膏を貼っておけばいい」と返した。

イラン人女性は、鼻梁の凸凹をまっすぐにするだけでなく、鼻先を上向きにすることを望む。つまり、前述のバービー人形のお姫様のような鼻だ。このような形状の鼻は我々も一度は経験する。赤ちゃんのときの鼻だ。多くの人にとって、若々しい特徴はフレッシュな印象を与える。高い鼻梁が世界中で羨望の的だったのは、もはや過去の話だ。

Kポップと韓国の鼻

韓国も、美容外科手術を受けている人の割合はイランといい勝負だ。そしてイランと同じく、手術を受けることも、それを公にすることも、完全に受け入れられている。手術を受けたことを歌で宣言したりもする。KポップグループのSix Bombは二〇一七年に『I'm getting pretty After』という曲をリリースしている（その前に対になる『I'm getting pretty Before』が発売された）。MVでは、メンバーが手術台に横たわり、より美しくなるために身体を変えるのだと歌う。

美しさ（とその基準を満たす努力）は韓国文化に深く根づいているようだ。オランダのNPO3放送局が二〇一九年に放送したテレビ番組『トリッパーズ』で、この現象を取り上げている。番組内で、ファッションジャーナリストのチョン・ヘスンは、一九七〇年代から八〇年代にかけての産業の急速な発展が原因としている。経済が豊かになるにつれ、女性は美しければ素晴らしいキャリアとハンサムな伴侶を手に入れられるという認識が広まったのだ。韓国では卒業祝いとして、親が子供に美容外科手術を受けさせてあげることも珍しくない。

最もよく行われるのは「二重まぶた」にする施術だが、鼻形成術も人気がある。欧米人が低い鼻梁と細い鼻先に憧れる一方、韓国人は高い鼻梁と突き出た鼻先を望むようだ。さらに好都合なことに、韓国では鼻を高くするために、必ずしも手術の必要はない。鼻を好みの高さに調整できるアイテムがあるからである。それを挿入するだけで、鼻を高くできる（取り外せば、もとの高さに戻る）。挿入していても見た目にはバレないので、かつての鼻の矯正器具よりは少し進歩したと言える。

表裏一体

ところで、誰もが本当にほっそりとした、まっすぐな鼻を望んでいるのだろうか。鼻梁がくぼみ、ほどよく突き出た鼻先にしたいのだろうか。

現在、あらゆる場所で追求されているこの理想の鼻は、人の手によって現実化するまでは単に想像上のものにすぎなかった。そんな作り物の鼻を、すべての人が望んでいるかどうかは疑わしい。あらゆる現象に裏表がある。理想の鼻を追い求める人がいる一方、非常に個性的でユニークな大きい鼻を大切にすることで称賛されている人もいる。

16章 好戦的な鼻と多用性の尊重

ジョージ・エリオットからレディ・ガガまで

幸い、今日では多様性の受容と普及が進んでいる。主流なメディアでも「規格外」の鼻が受け入れられている。たとえば画期的だったのは、映画監督兼女優のソフィア・コッポラの迫力ある横顔が掲載された『ウォール・ストリート・ジャーナル・マガジン』の表紙だ。天才的な構図で撮られたこの写真では、素晴らしいワシ鼻がすべての角度から見え、芸術的とも言える。

コッポラは若い頃、美容外科医から「鼻さえなんとかすれば、かなりの美人になる」と言われたそうだ。しかし、彼女は従来のアメリカ的な美しさを求めていなかった。むしろ両親（父親は映画監督のフランシス・フォード・コッポラ）がつきあっているヨーロッパ系の友人たちのようになりたいと思っていた。こうした考え方は、鼻にコンプレックスを抱える多くの女性たちに自信を与えたに違いない。

アフリカ系アメリカ人ライターのカーリー・ルイス・オドゥンタンによると、近年、黒人女性の美

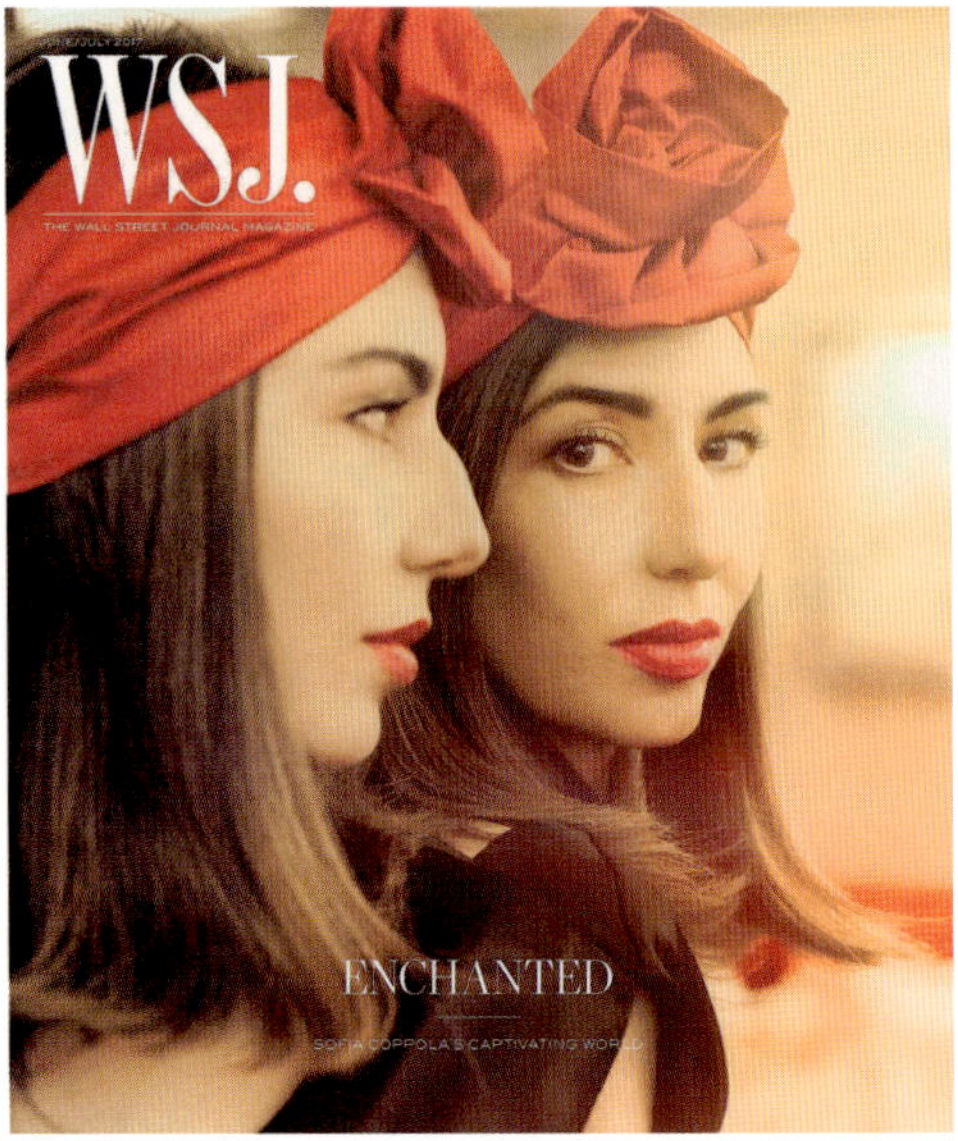

ソフィア・コッポラが表紙を飾った
『ウォール・ストリート・ジャーナル・マガジン』2017年。

しさがますます見直されているらしい。寄稿記事「大きな鼻と黒人美の政略」で、モードのあり方が変わりつつあることを示唆している。たとえば、豊満な太もも、ヒップ、肉厚な唇などに憧れる女性が増えてきた。このような体形は黒人女性に多く見られる特徴だったが、最近では、白人女性もこのような身体形を求めるようになってきている。さらに、白人のあいだでもドレッドや三つ編みといったエスニックなヘアスタイルが取り入れられている。しかし、ルイス・オドゥンタンはある体のパーツだけは誰にも好まれない、と不満をもらした。そのパーツとは、アフリカ民族が起源と思われる幅広の鼻のことだ（もっとも、アフリカは広大な大陸なので、鼻の形も千差万別だが）。黒人であることを誇りに思っている人たちでさえ、鼻を小さくする形成手術を受けていることを、彼女は残念に思っている。ルイス・オドゥンタン自身は、若い頃にいやでたまらなかった鼻を、やがて自らのアイデンティティとして誇りに思い、愛するようになったという。

ルイス・オドゥンタンの自己受容のあり方は、ラディカ・サンガーニの場合と似ている。イギリス出身のジャーナリストであるサンガーニは二〇一八年に、ワシ鼻が特徴的な自分の横顔の写真をツイッター（当時）に「#sideprofileselfie」をつけて投稿した。文面は以下のとおりだ。

小さな可愛い鼻じゃないからという理由で、自分の鼻を嫌うのはやめよう。「#sideprofileselfie」をつけて横顔の写真をシェアして、自分の鼻を好きになろう。

このツイートは多くの人の琴線に触れたらしい。この呼びかけに多くの人々が応じただけでなく、サンガーニにインタビューの依頼がたくさん舞い込んだ。神経科学の博士号を持ち、自称「恐ろしく大きな鼻」のハリウッド女優メイム・ビアリク（『ビッグバン★セオリー』でも脳神経学者エイミー・ファラ・ファウラーを演じていた）も、ハッシュタグつきで横顔の写真を投稿した。

少しでも美しく見せようと、いつも自撮り写真を加工したり、横顔を撮られないようにしたりしている人々は、この投稿をきっかけに、自分のコンプレックスをさらけ出す勇気を持てたのではないだろうか。

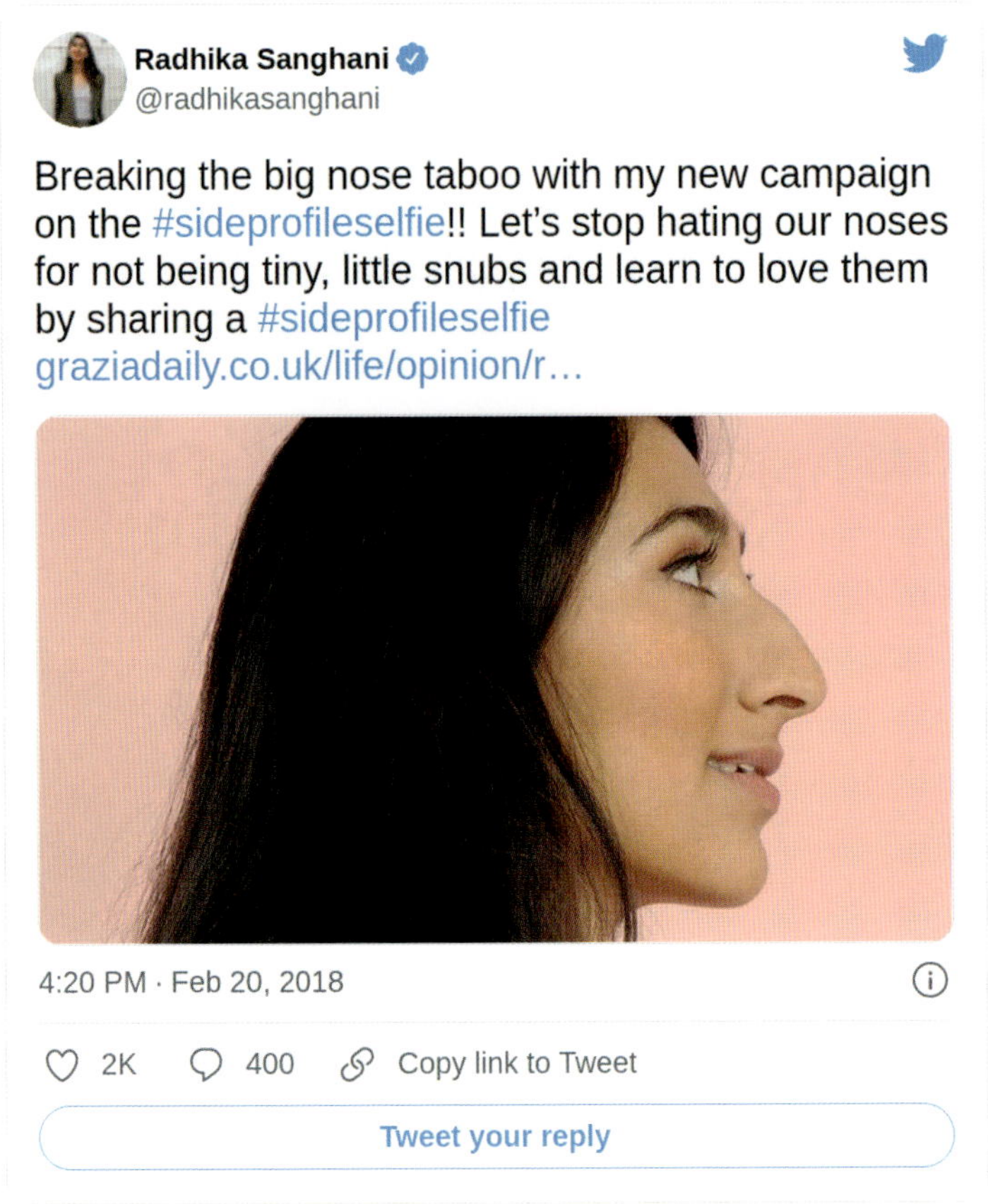

2018年に、ラディカ・サンガーニがツイッター（当時）に「#sideprofileselfie」をつけて投稿した写真。

流線形のイルカ

しかし、これよりもずっと前に生まれつきの鼻にこだわり、鼻形成術の誘惑に負けなかった女性がいる。女優のバーブラ・ストライサンドだ。この世に彼女の鼻ほど特徴的で美しい形の鼻が存在するだろうか。するかもしれないが、私は知らない。近づきがたい雰囲気ながら、視線を釘付けにする美しさがあるのだ。神秘的で少し物憂げな瞳も魅力の一つではあるが、最大のチャームポイントはなんと言っても鼻である。どのタイプにも分類できない鼻で、見る角度によって形が変わる。波打つ曲線は美しい丘陵を彷彿させる。その丘陵の向こうに何があるのかと期待を抱かせる。こちらに顔を向けると、鼻のラインは柔らかになる。横から見ると、控えめな鼻に見えるものの、ローマ鼻の特徴がはっきりとうかがえる。鼻根と鼻梁の盛り上がりの下はくぼんでおり、そこから鼻翼が外に向かって広がっているが、鼻梁の幅を超えていない。その結果、横顔のうねりのある鼻のラインに想像上の直線を引くと、完璧な鼻になる。

ピクシーカットのときのバーブラ・ストライサンドの写真で、鼻から前髪の分け目にかけて、さらに後頭部に向かって美しい弧を描いており、完璧にギリシャ風の横顔になっている。下向きの鼻中隔、流線形のイルカを思わせる鼻孔が見える、やや持ち上げられた鼻翼もギリシャ的だ（彼女の鼻について語り出したら止まらない！）。

しかし、私のようにバーブラ・ストライサンドの鼻に惚れ込んでいる人ばかりではなかった。コッポラの場合と同様、彼女もまたエンターテインメント業界の人から鼻の形をなんとかするように言われた。けれども、周りの干渉には屈しなかった。鼻の形成手術によって個性的な声が変わってしまうことを恐れたのだ。実際、「鼻声」は鼻の形と関係がある。また、痛みに苦しんだ挙げ句、思うような鼻にならないかもしれないという不安から、手術に踏み切らなかった。従って、多くの女性がいやがる鼻の凸凹も、そのまま残っている。

嘲笑の的だったものがスポットライトを浴びて

個性的な鼻さえ芸術性の一端を担っている有名アーティストの一人が、レディ・ガガことステファニー・ジャーマノッタである。若き日の彼女もまた、ほかの多くの音楽業界の人たちと同じく、しばしば鼻の形成手術を勧められた。だが、二〇一八年九月三十日に投稿されたツイッター（当時）には、「駆け出しの頃、鼻の形成手術をするように言われたけど、ありのままの自分でいたいからしなかった」とある。この言葉を発するに至った経緯はこうだ。未来のポップスターはやはり鼻を小さくすることを決意していた。手術の直前、友人から勧められてメトロポリタン美術館へ行き、アンディ・ウォーホルが鼻を描いた有名なシルクスクリーンを鑑賞する。ウォーホルの熱烈なファンだった彼女は、この作品に触発され、周囲の圧力に屈せず、生まれつきの鼻を変えないことにしたのだ。彼女の背中を押したのは、『ビフォーアフター』（鼻の整形前、整形後と思われる女性の顔が並べられている）の上部に記された「raped（レイプされた）」という言葉であり、これこそが手術を考え直させるために友人が見せたかったものだ。ジャーマノッタ自身も性加害を受けた被害者だったゆえに、このウォーホル作品はいっそう意義深いものとなった。

二〇一八年に封切りとなった、ブラッドリー・クーパー監督の映画『アリー／スター誕生』では、レディ・ガガの鼻が重要なモチーフとなっている。主人公アリーは「見栄えのしない」外見にもかかわらず、あらゆる予想を裏切って、大スターになる。（「私の鼻は大きすぎる」と卑下するアリーに対して）相手役のジャック（クーパー自身が演じている）がアリーの鼻を撫でながら「君の鼻は美しいよ」と言う重要なシーンがある。つまり、アリーの鼻が、ひいてはレディ・ガガの鼻が不格好であることが前提になっているわけで、これについての批判が多くあった。

しかし、映画界では大きな鼻や鉤鼻が好まれない（特に女性の場合は）のもまた事実だ。だが、バーブラ・ストライサンドも一九七六年に映画『スター誕生』（一九三七年の映画『スタア誕生』の二度目のリメイク版。『アリー／スター誕生』は三度目）でガガと同じ役を演じている。

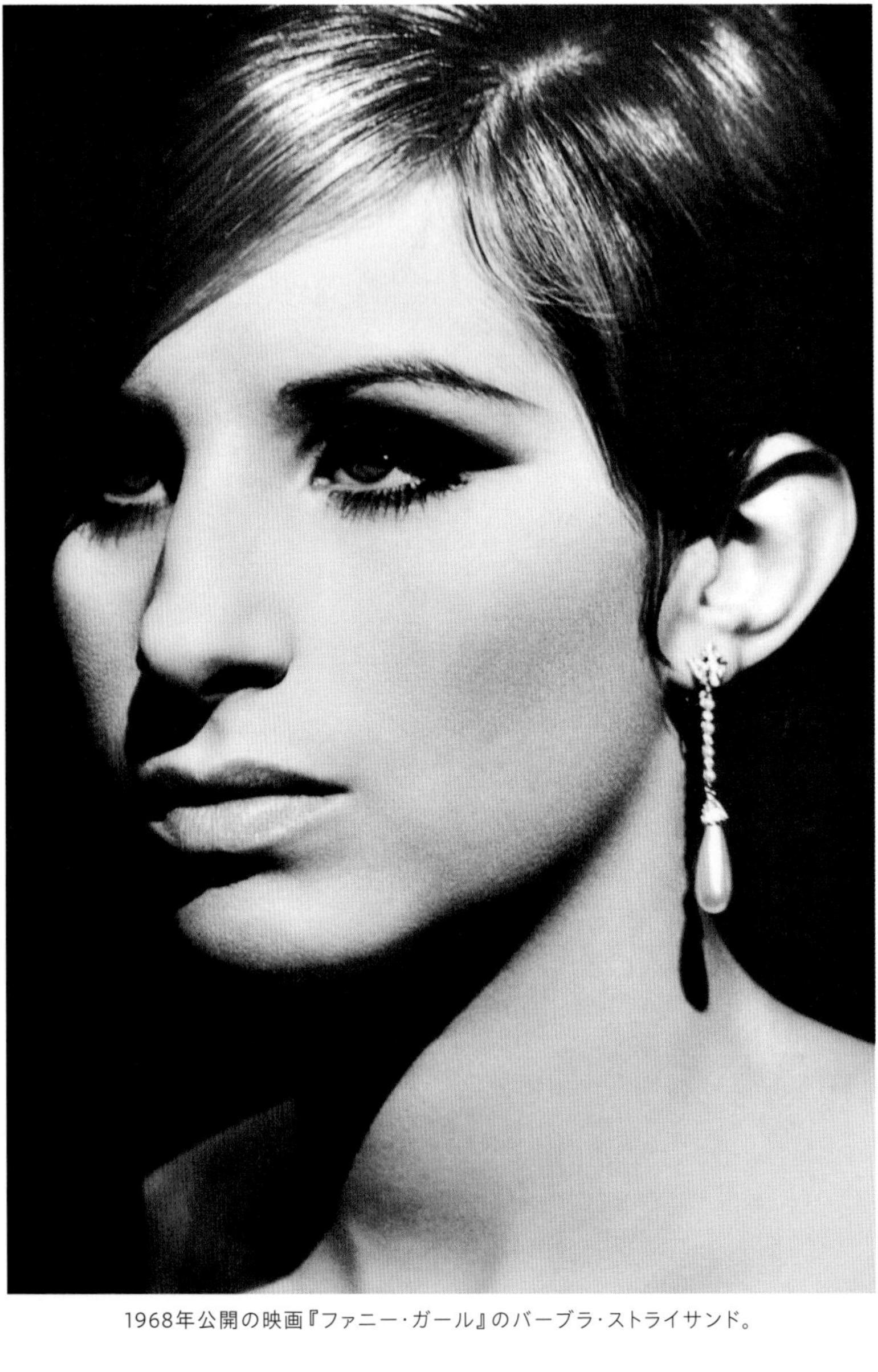

1968年公開の映画『ファニー・ガール』のバーブラ・ストライサンド。

ジョージ・エリオットなんかこわくない

有名な女性に対する外見批判は今に始まったことではない。これに屈しないためには、自分というものをしっかり持っていなければならない。

ジョージ・エリオットのペンネームで知られるメアリー・アン・エヴァンズ（一八一九〜一八八〇）は、そうした中傷に動じることはなかった。彼女は生前も死後もイギリスで最も成功した作家の一人である。驚くべきことに、作品だけでなく、その容貌も作家たちのあいだでよく話題にのぼった。エリオットの伝記を執筆したレベッカ・ミードによると、まるで彼女がたぐいまれな美女かのごとく、誰もが毎回その容姿を話題にすることが義務のようになっていたという。たとえば二十六歳のヘンリー・ジェームズ（一八四三〜一九一六）は、父親に宛てた手紙で、彼女を「あっぱれなほど醜い。すがすがしいほどぞっとする」と評している。彼によるとエリオットの外見には、馬面、鼻が長い、額が狭い、歯並びがすこぶる悪いなど、様々な欠点があったという。それでも、彼女に魅力を感じていたことが次の記述から分かる。

この果てしない醜さの中に非常に説得力のある美しさが宿っているので、一瞬にして心を奪われてしまう。皆も私と同様に彼女に恋をせずにはいられないのではないだろうか……。

フェミニストであったはずのヴァージニア・ウルフ（一八八二〜一九四一）でさえ、ジョージ・エリオットの容貌について好意的でない意見を述べている。一九一九年刊行の『タイム』誌で、エリオットを「大人向けの小説」が書けるただ一人のイギリス人作家と褒めたあと、その「長い顔」について触れている。さらに、第三者がエリオットの横顔を見て「仏頂面」で「巨大」だと評したことにわざわざ言及している。ウルフ自身の言葉ではなかったにせよ、こんな記述を載せる必要はまったくなかったはずだ。それなら、なぜあえてそうしたのか。

今日では、作家を作品以外で評価するのは非常に不適切と受け止められる。しかしジョージ・エリオットの場合は、前述のとおり、容姿いじりがほとんどお約束になっていたようだ。その上、人形のような顔が女性の理想とされていたヴィクトリア朝時代という時代背景もある。

さらに思い出してほしいのが、前述のワーウィックもこの時代の人だったことだ。彼によると、「上向きの鼻」あるいは小さな鼻の女性のみが好まれていたらしい。小さな鼻は望ましいどころか、必須条件だったようだ。女性は本来、知的ではないので、鼻も当然小さいはず、という理論からだった。それに、知的な女性には誰も惹かれない。

ただし、地位の高い女性だけは例外だった。彼女たちは職業柄、男性のような特徴を備える必要があったのだ。従って、男性的特徴を備えたジョージ・エリオットは、当時としては魅力的な女性とは言いがたかった。

しかし、ジョージ・エリオットの小説の女性主人公もまた、こうした男性的特徴（起業家精神、知性、大胆さ、独立心）を備えていた。彼女は自分のような女性を、世間のしがらみから解放したかっ

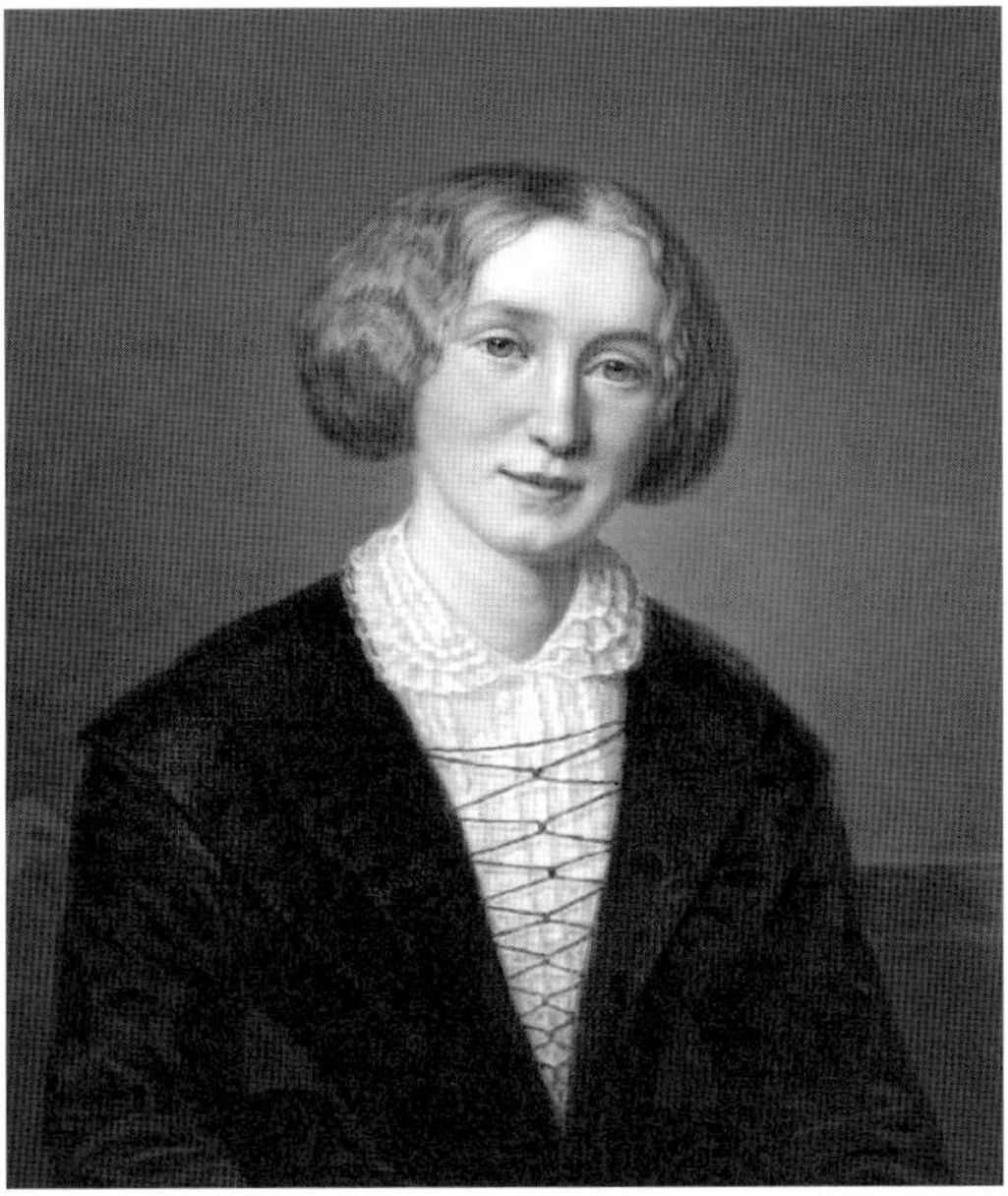

アレクサンドル・ルイ・フランソワ・ダルベール・ドゥラード作『ジョージ・エリオット』1849年。ヴィクトリア朝時代の流行に従って、人形のような小さな鼻に描かれている。

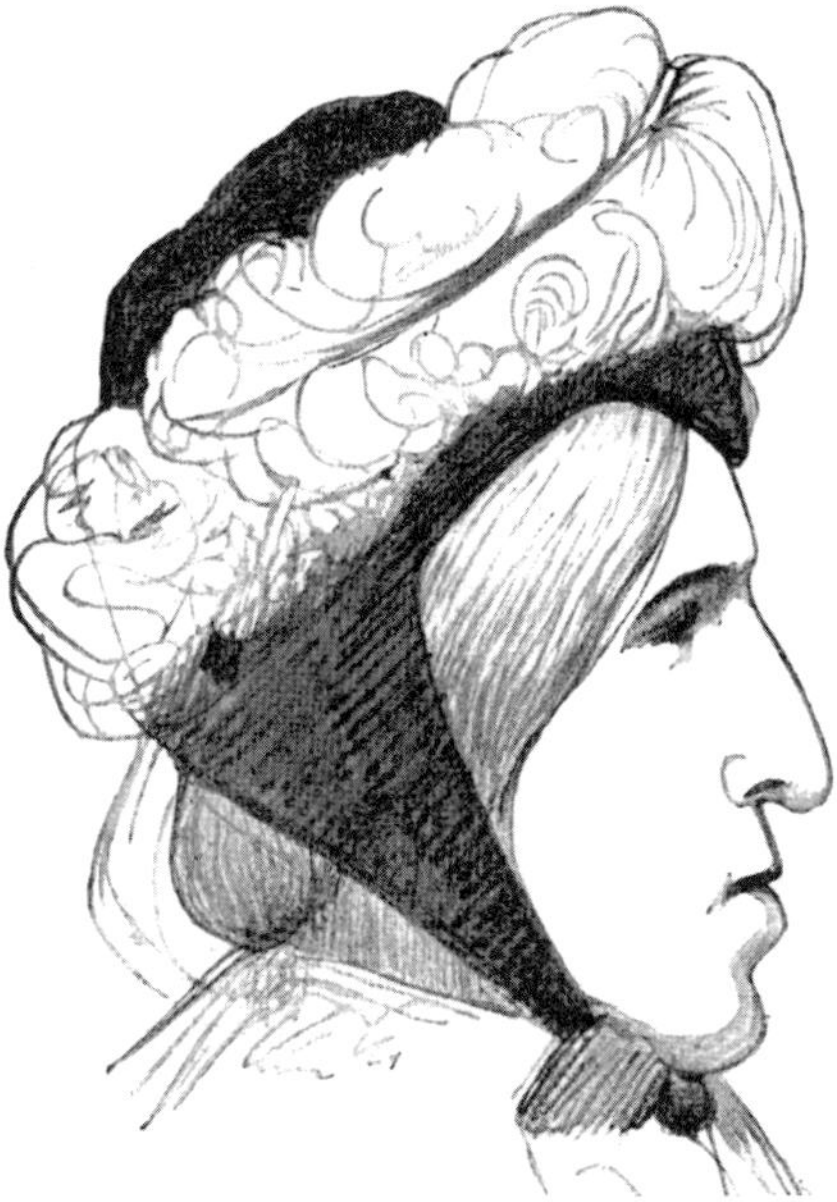

ローラ・テレサ・アルマ・タデマ作『ジョージ・エリオット』1877年。このスケッチのほうがより現実に近いと思われる。

たのである。そのため、小説に登場する女性たちは、伝統と男性に支配された社会の中で、自分の魅力やそれに対する周りの評価について思い悩む。夫よりも賢い彼女たちは、最終的に自分の進むべき道を自ら選択する。エリオットは男性の登場人物も生き生きと描写し、彼らに男らしさを追求させている。エリオットは小説を通じて、男女両方の人物に寄り添うことができた、とする学者もいる。

こうしたテーマによって、ジョージ・エリオットは多くの読者を惹きつけた。おそらく、葛藤する登場人物に共感を覚えたからだろう。当時、社会通念に悩まされていたのは、エリオットだけではなかったわけだ。

ジョージ・エリオットは自身の容姿について、よく自嘲的に冗談をまじえて書いている。世間が自分の容姿についてどう思っているか充分に承知していたのだろう。そして、それらの噂に対して自分がどう対処すべきかも心得ていた。生涯を通して、多くのメディアに肖像が掲載されたが、必ずしも彼女の許可を得てはいなかったらしい。彼女は自身の肖像の掲載に制限を加えたこともあった。

フランソワ・ダルベール・ドゥラード（一八〇四～一八八六）が一八四九年に制作したジョージ・エリオットの肖像画は、金髪の巻き毛に小さな鼻、かなり整った少女のごとき顔で描かれている。まるで人形のようだ。彼女がモデルを務めたことはたしかだろうが、決してありのままを描いたわけではないだろう。ローラ・テレサ・アルマ・タデマ（一八五二～一九〇九）が鉛筆で描いたエリオットの肖像画のほうがより現実に近かったと思われる。これは遠目にエリオットの姿を見かけてスケッチしたものだ。鼻は長く描かれ、顎や下唇は同時代の作家たちの証言どおりである。エレガントな花のついた帽子の紐は顎の下でしっかりと結ばれている。

先ほども述べたが、ジョージ・エリオットは男性と女性のあいだを難なく行き来できたようだ。たとえば、ペンネームを男性名にしたり、小説の男性登場人物になりきったりなど。そして何よりも生き方そのものが当時としては非常に男性的だった。社会の思惑などを気にすることなく、自身のルールに従い、自立した生涯を送っている。そうすることで自分の容姿を強烈な個性として利用し、受け身になることを避け、固定観念に縛られないようにした。こうした強い意志を、世間も揶揄することはできなかっただろう。

あらゆる鼻の受容

より画一的になろうとする動きと、逆に型にはまらずユニークさを追求する動きが同時に進行することは大変興味深いが、ある意味で当然かもしれない。ルイス・オドゥンタン、サンガーニ、コッポラ、ストライサンド、レディ・ガガは皆、ジョージ・エリオットの後継者である。自らの特徴を恥じることなく、自信と誇りを持って、ありのままの自分を受け入れている。このような女性たちの存在は、自分に自信が持てない多くの人々に勇気を与え、自らの容姿を尊重するように促すことになる。こうした前向きな考えが普及し、多様性を尊重する社会になれば、自動的にすべてが「普通」になる。すべて、と言うからには当然、形成手術によって作られた鼻もこれに含まれる。

結び　ミケランジェロの完璧な鼻

一五〇四年、ミケランジェロはフィレンツェの市庁舎であるヴェッキオ宮殿において、巨大な彫像を発表した。大理石からこの美しいダビデを削り出すのに二年の歳月を要した。高官たちが見に来る前に、彼は思わず人差し指で自分の鼻梁に触れた。もうだいぶ前のことだが、友人であるはずのトリジャーノから一発殴られたことにより、顔がすっかり変わってしまった事件が思い出された。脳裏には痛みではなく、骨が砕けた音が鮮明に刻まれていて、何よりも羞恥心と劣等感はその後もずっとついて回った。

しかし、そんな気分もこのダビデ像が吹き飛ばしてくれる。目の前には、五メートルもある一糸まとわぬ若者が堂々とそびえていた。力強く、輝きを放ち、完璧である。ミケランジェロは頭をそらして、今一度この巨像を見上げた。

ダビデ像は典型的な「コントラポスト」の姿勢を取っている。片足に重心をかけ、もう片方は力を抜いて曲げている。筋肉質の腕の一方は自然に下ろし、もう片方は投石器を肩にかけるために持ち上げられている。旧約聖書に登場するこの若者は決然とした目で巨大な敵、ゴリアテを睨んでいる。リ

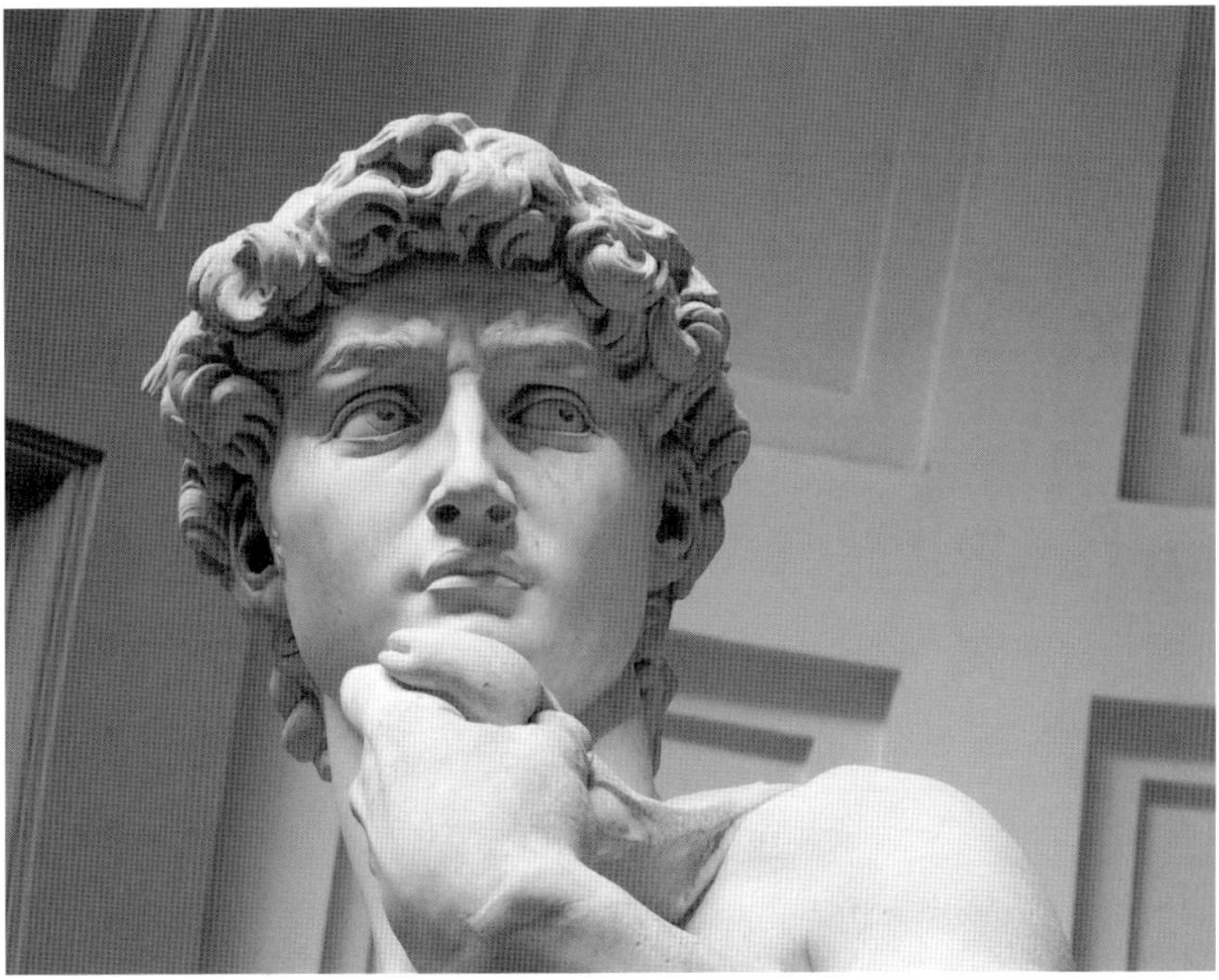

ミケランジェロ・ブオナローティ作『ダビデ像』1501～1504年頃。

ラックスしているが、投石で巨人を倒す準備はできていた。

次にミケランジェロはダビデの鼻に目をやった。投石器を持った腕に遮られていて、よく見えない。少し脇に寄って、違う角度から見てみる。その完璧な鼻と自身の損傷した鼻の落差に愕然とした。ダビデの鼻は、力強く張り出し、巻き毛のかかる額から途切れることなくまっすぐに伸びている。さらに正面から見ると、また違う表情になる。ミケランジェロが打撃を受けた同じ箇所で、ダビデ像の鼻も少し細くなっている。しかし、ダビデ像のほうは細くなった部分から鼻根にかけて広がり、眉間のところで鋭い角を作っている。自分の鼻も布でできていたら、テントのように持ち上げることができただろうにと、とりとめのない考えにふけっていたら、すぐ近くで大きな足音がしたので、驚いた。この像の依頼者であるゴンファロニエーレ（行政長官）のピエロ・ソデリーニが仲間の高官たちを引き連れてやってきたのである。

彼らは話をしながら、しっかりとした足取りで近づいてきたが、彫像に目をとめるや否や歩みを緩めた。しばらく厳かな沈黙が流れたものの、すぐに破られる。「素晴らしい！　よくやった、ブオナローティ。この像はフィレンツェとフィレンツェ市民の誇りとなるだろう。だが、この像の鼻は少し太くないか」とソデリーニは言った。

ミケランジェロは返事もせず、ダビデの鼻の高さまで梯子《はしご》をのぼっていった。手には密かに大理石の粉を忍ばせている。聞こえよがしにノミの音を立てたが、像にはまったく触れていなかった。そしてタイミングよく、用意しておいた大理石の粉を床に撒いた。「これでよくなったでしょうか？」下の高官たちに向かって叫んだ。

「おー、まるで生きているようだ。これでこそ完璧だ」

事実と向き合う

鼻の形と大きさは多くのことを意味した。知性、権力、勇気、洗練、美しさ。逆に、怠惰、醜さ、犯罪者かどうかの判断基準。何千年ものあいだ、鼻は世間に対して、我々が何者か、あるいは何者でないかを伝えてきた。鼻は性格を物語り、顔の誇りと見なされた。

西洋ではいかなる皇帝も立派な鼻なくしては、世間から受け入れられることはなかった。学者の鼻は大きく、しっかりとしていなければならず、指導者の鼻は洗練されていなければならなかった。平凡な鼻の詩人などあり得なかった。この身体から突き出している器官は、我々の本質を表しているとされてきたからである。

古代エジプトでは、鼻の孔は生と死を行き来するための通路だった。人々は鼻孔で呼吸をし、「におい」という言葉を通して神々と交信できると信じていたからだ。

ローマ人にとって、鼻は顔のすべてだった。中世に入ると、この神聖な器官は生殖器と同一視されるようになった。こうした理由から、像であれ本物の鼻であれ、罰として切り落とされることが多かった。

鼻は常に持ち主よりも少し先を行く。文字どおり、身体のほかの部分よりも突き出ているからでもあるが、我々のアイデンティティを決定づけるものでもあるからだ。

角度がいびつだったり、上部が平たすぎたり、先が上向きすぎたりする鼻は、キャリアや結婚まで台無しにする。

ピノッキオの童話でも見てきたように、鼻は我々の魂の闇を暴露してしまう。また、鼻の形が自分の能力を適切に表していないと思う人は、ロレンツォ・デ・メディチほどの財力さえあれば、デスマスクであろうと、肖像画であろうと、芸術家を雇って修正させることはできる。高い鼻梁、尖った鼻先、はっきりとした角のある鼻は、いかなるスピーチ、パレード、パンフレットよりも雄弁にその人の人望を表す。ソクラテスの鼻が何世紀にもわたって論争の的になった所以である。ソクラテスの大きく開いた鼻の孔、短すぎる鼻梁は、外面のいいお調子者で性欲が旺盛ということになる。彼のような知識人がこういう性格だったなんてあり得ない。だからこそ、彼の鼻はその死後も謎として残ったのである。

偉大な哲学者の鼻が小さすぎるという理由で論争が起きていた一方で、二十世紀に入ると逆に大きな鼻がやり玉にあがった。アリストテレスが「顔の最も輝かしい器官」と評し、クレオパトラを不滅のものとした大きな鼻がなぜ、社会から見放されたのだろうか。

十九世紀にはメディアが発達し、画像の普及が進んだ。その結果、ただ一つの形状の鼻だけが合格ラインを突破することができるようになったのである。二十世紀に入ると、ギリシャ風の鼻（男性の場合はローマ風も含めて）のみが正解とされた。第一次世界大戦後に発達した形成手術により、鼻の形を変えることがより容易になった。形成手術自体はずっと以前から存在していたとはいえ、大きく発達したのは二十世紀に入ってからである。さらに商業上の利益を得るため、ほとんど不可能とも思える美の基準が提示された。美容外科医は長年にわたり、「美しい鼻」と「醜い鼻」の定義を押しつけてきたが、多くの場合、それぞれの事情や顔のほかのパーツを考慮することはなかった。

一九五〇年代になると、アメリカに渡った多くの移民、特にユダヤ人は第二の故郷と同化するために鼻形成術を受けた。これにはやはり戦争が関係している。第一次世界大戦後は、負傷した兵士の鼻を修復するために形成術が発達したが、第二次世界大戦後はナチスがプロパガンダとして流布させたユダヤ人の悪いイメージから逃れるためだった。

失われつつある鼻の意義と増加する香りへの欲求

　以上のことから、大きな鼻は、特に女性の場合は敬遠されるようになった。広告などによるイメージの拡散も関係しているが、主に十九世紀の負の遺産によるところが大きい。当時は女性を一人の人格と見なさなかったのだ。大きな鼻をした賢いミネルヴァ（ローマ神話の女神）は恋人も夫も見つけることができなかった。特に下層階級ではこのような概念が根づいていたものの、高い地位の女性は例外であり、むしろ大きい鼻であることが歓迎された。鼻の大きさはその人の地位と密接な関係にあったのだ。

　こんなふうに鼻の形を人格や地位と結びつけることは、現代ではほとんどなくなった一方、ほかのものと結びついてしまった。それは表面的な美しさである。大きい鼻は、高かろうが低かろうがよしとされない。このように控えめな鼻が好まれるようになったのは、性差別あるいは年齢差別によるものである。女性は一般的に見て男性よりも鼻が小さい。よって、鼻が小さければ小さいほど、より女性的であると考えられる。果てしなく長い脚と上向きの胸に加えて、バービー人形の鼻が小さな突起でしかないのもこのためである。

　また、鼻は年齢とともに大きくなる。つまり、大きな鼻は年を取っていることの証だ。鼻が大きければ大きいほど、年齢を重ねているせいで生殖能力も衰えていることを意味し、社会にとって役立たずに映る。それゆえ、社会から疎外された女性は魔女のレッテルを貼られ、大きな鼻を持ち、醜く、年老いた容貌で描かれた。

最後に触れておきたいのは、偉大な思想家たちが示した嗅覚に対する誤った考えである。フロイトによれば、嗅覚は原始的な感覚であり、先進的な社会においてはその役割を失っているという。より発達した社会では、視覚やそれにともなう理性によって行動するものであり、嗅覚による衝動や本能によってではない、としている。

カントとヘーゲルによると、「におい」は美的領域、つまり芸術には貢献できないという。動物的で幼稚で役に立たない嗅覚器官と同様に、においもまた洗練されていない、不要なものと見なされている。

幸い、今日では「におい」に対する価値観が見直されてきている。特に新型コロナウイルス感染症による嗅覚障害が増えてきてからはその傾向が強い。世界中の様々な分野——生物学、歴史学、文化遺産、科学技術など——の研究者たちが、この「下等な」感覚器官の研究を行っている。その結果、人間の嗅覚は大多数の意見に反して非常に優れていることが分かった。我々は食事のとき、パートナーを選ぶとき、危険を察知するときなど、あらゆる重要な場面で嗅覚を使う。

それだけではない。今や「におい」そのものが芸術の媒体となっている。映像や音と異なり、においはオンラインで伝えることができないので、よりその価値が認められるようになった。においを感知するには物理的に近くにいる必要がある。さらに、ソーシャルメディア上で複製したり、繰り返したりできない、その瞬間だけのものだ。よって、においには今、この場でしか体験できない希少性がある。

コロナ禍により、我々は自宅隔離を余儀なくされた。そのため人肌が恋しくなっただけでなく、「嗅覚的欲求」も高まった。ほかの人やほかの国の香りを嗅ぎたいという欲求である。個人的には、「嗅覚的欲求」という言葉をぜひ辞書に載せてほしい。我々の世界観を変えた時代を思い起こさせる言葉だからだ。

においのルネサンス

においのルネサンスが起きている今、それを感知する鼻の評価も高まるだろうか。その結果、二十世紀以前のように、横顔の肖像画が再び流行するだろうか。

私の予想では、これからは「規格外」の鼻も受容され、大きかろうと、幅が広かろうと、段鼻であろうと、美しいと思われる世の中になるのではないかと思う。外見の多様性がさらに根づき、においの重要性がさらに認められるはずだ。男女の区別がなくなることで、鼻の大きさを男性固有の特性と見なしたり、男性らしさと関連づけたりしなくなるだろう。もちろん逆もしかりで、女性らしい鼻、などという概念もなくなる。願わくは、ありとあらゆる形状の鼻を尊重し、受容する時代が到来してほしい。

結局のところ、目に見える世界のほぼすべて、少なくとも鼻に関しては定義されている。だが、それらに意味を与えるのは、(イメージ)文化によってはぐくまれた我々の内面なのだ。新たな目で見ることさえできれば、手を加えずとも、すべての鼻は完璧である。

エピローグ　内省

髪が伸びないならエクステを買うこともできるけど
彼が望むなら、病院で鼻をいじることもできるけど
ＭＡＣのコスメをありったけ買うこともできるけど
自分の内面と向き合ってないなら
本当の自分がどんなふうか分からないなら
いつまで経っても
きれいにはなれない

八百屋で支払いを待っていたら、ＴＬＣのこの曲がスピーカーから流れてきた。そのときまでこの歌詞を気にとめたことがなかった。「彼が望むなら、病院で鼻をいじることもできるけど」とこのポップグループは歌っている。世界中の化粧品（この曲の場合はＭＡＣ）を買うことだってできるし、それによって周りの自分に対するイメージを変えられる。だがＴＬＣによれば、内省してみると、そ

れは「本当の自分」ではないことが分かる、というのだ。いったいどういう意味だろうか。コッローディによれば、鼻は魂（内面）を映す鏡である。鼻の形状はその人の性質を表すというのがこれまでの通念だった。しかしTLCは、そんな鏡は壊して捨ててしまったほうがいいと言いたいのだろう。なぜなら、「内面＝外見」というわけではないのだから。わざわざ歌にする必要があるということは、外見のイメージ＝人間性（内面）と思い込んでいる人が多い証拠かもしれない。

何千年ものあいだ、内面と外見は密接な関係にあると考えられてきた。そして今もなお、多くの人々が本当の自分（そうありたいと望む自分）と周りから見られるイメージとのギャップに悩んでいる。しかし、実際は人の外見と内面を完全に切り離して考えることなど不可能である。人は目に見えるものに自身の考えを投影させるものだから。

これからも、人は外見で物事を判断するだろう。その判断は必ずしも正しいとは限らず、本来の自分とは異なるイメージを持たれることもあるかもしれない。私自身もそうした経験をしてきたし、今もなおしているので、別に驚くことではない。

私が初めてそういう経験をしたのは十歳ぐらいで、ちょうど自分の鼻が同世代の女の子たちよりも大きくなり始めた頃だった。中学に入ると、初めて鼻を理由にいじめを受けた。以来、それまで気にもしていなかった鼻のことを強く意識するようになった。同じ年、美術の時間に先生が生徒たちの横顔を描いてくれた。一人ずつの顔に強い照明を当てて白い紙に横顔の影が落ちるようにし、その輪郭を鉛筆でなぞるのだ。横顔の輪郭内に自分が住みたい家の絵を描くというのが、生徒に出された宿題だった。

先生が描いた私の輪郭を見たとき、我が目を疑った。自分がイメージしていた輪郭とまるで違ったからだ。私は家に帰ると、さっそく輪郭線を消しゴムで消し、ほどよい大きさの鼻に描き直して、誰にもバレませんようにと思った。先生はまるで気づかなかったらしく、あるいは私の創造性を評価してくれたのか、十点満点中九点をつけてくれた。

この先生によく絵を褒められたことが、慰めと自信に繋がった。美術室は当時の私にとって心の拠り所だった。

それから二十五年後、「歴史的な瞬間をにおいで再現する」プロジェクトに関する新聞記事用に、私は写真を撮られた。カメラマンは横顔の写真がふさわしいと考えたらしい。そのときの写真を見て、私は気分が悪くなった。今回は消しゴムで消して修正するわけにもいかず、真剣に形成手術を考えた。しかし、これからは横顔の写真を撮らせないと決意して、手術はなんとか思いとどまった。目の当たりにしなければ、気にならないものだ。

鼻は魂を映す鏡であるというコッローディの説は、私には当てはまらない。結局のところ、鏡に映る自分の姿を見る場合、正面の姿しか見られないし、私はそれで満足なのだ。昔はよく、手鏡と壁掛け鏡とで自分の横顔を見ようとしたものだ。今ならスマートフォンで横顔を自撮りすることもできる。読者のみなさんには、自分の鼻の写真を観察して、本書に登場する鼻と比較してみてほしい。

最後に、本書は単に鼻に関する話だけではないことを知ってもらいたい。本書の主旨は、人間性を探求し、人の内面と外見、精神と肉体の関係を探ることであり、芸術や文学を通して、人間の歴史の再構築を試みることである。人間は外見に囚われることなく、「他人」を知ろうとし続ける。一方で、世の中を公平な目で見ているつもりでも、実は色眼鏡で見ていることを忘れてはいけない。

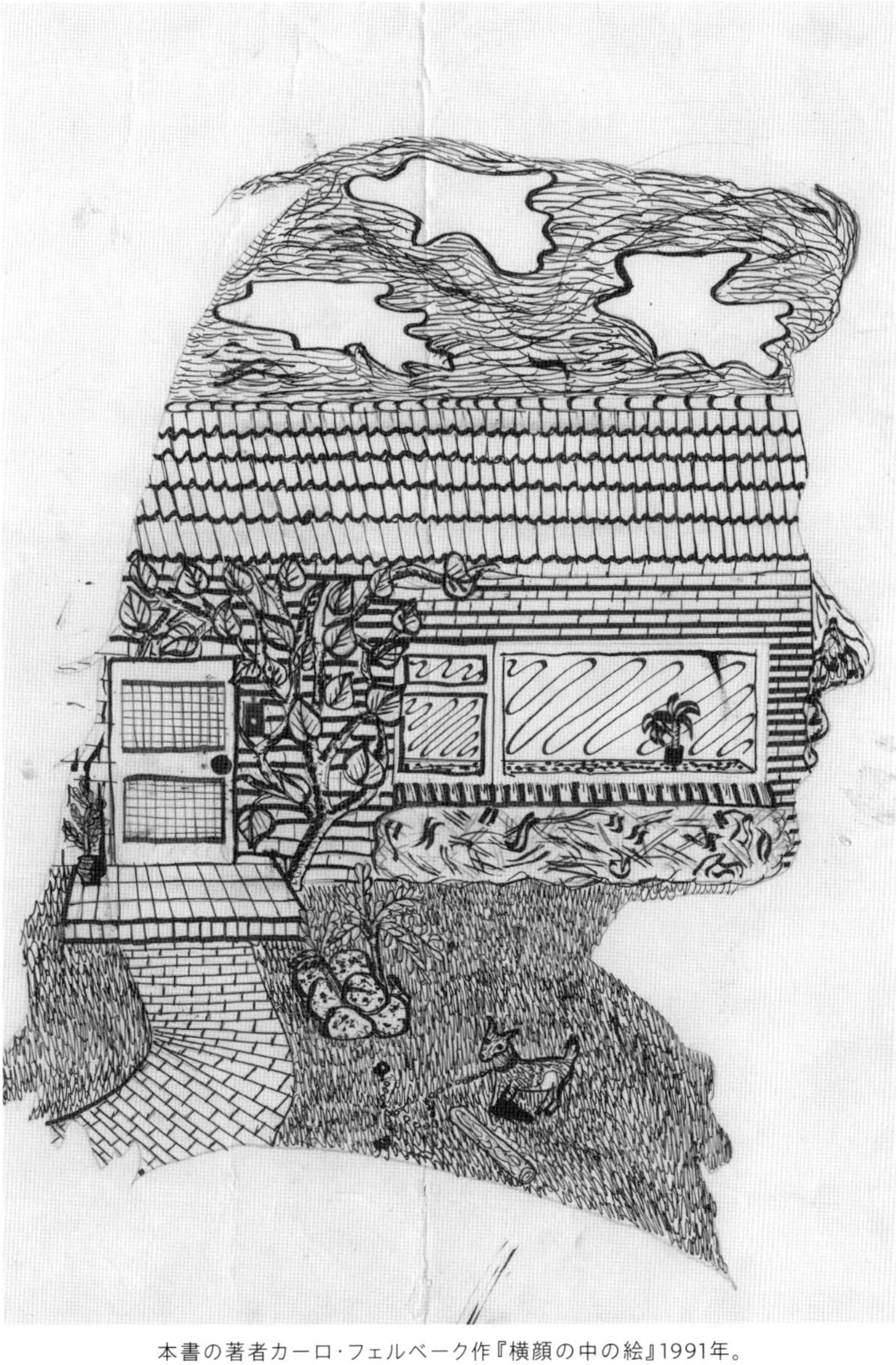

本書の著者カーロ・フェルベーク作『横顔の中の絵』1991年。
著者は鼻の輪郭線を消しゴムで消して描き直した。

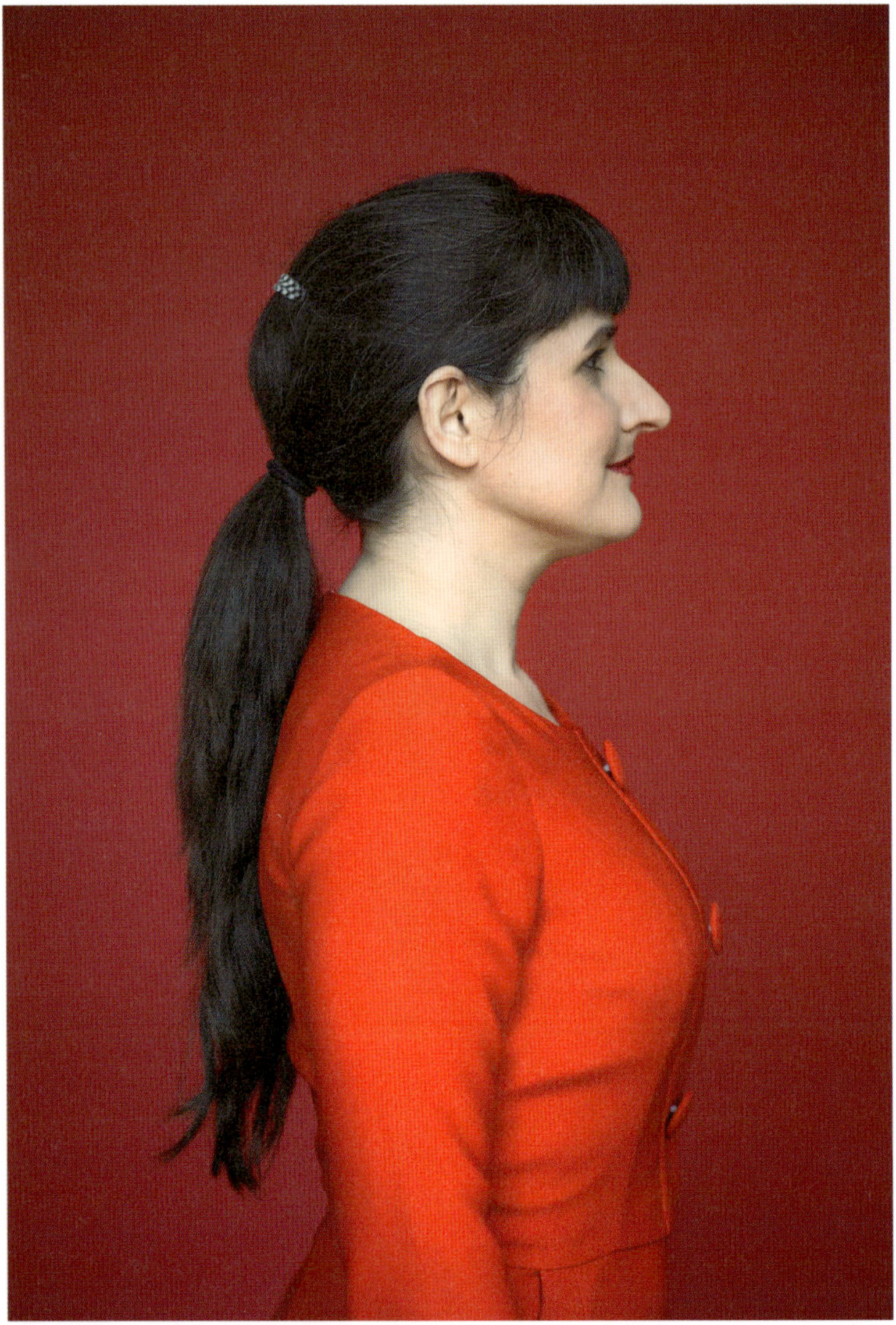

本書の著者カーロ・フェルベーク。2021年。

訳者あとがき

本書は『*Een kleine cultuurgeschiedenis van de (grote) neus*／直訳：（大きな）鼻の小さな文化史』（オランダ語）の全訳である。

本書を訳出するに当たり、なぜ西洋人がここまで鼻に対して強いこだわりを持っているのか不思議に思ったが、西洋は日本のような島国とは違い、多くの国が互いに隣接し、様々な民族が行き交う大陸なので、自身のルーツ、ひいては自身のアイデンティティが大変重要な意味を持っていたのではないかと思う。そのため、最も顕著に特徴が表れる鼻の形状を類型化することによって民族、または個人のアイデンティティを推し量る一つの指標として見ていたのではないだろうか。哲学者を始めとする多くの学者、医師、さらには芸術家に至るまで、鼻はいつの時代においても関心の的であったことが本書からうかがえる。また、それゆえに多くの解釈が生まれ、時には偏見や差別にも繋がっていった。自身のアイデンティティをしっかりと持つことは大変重要なことではあるが、同時に他者のアイデンティティも尊重することの重要性を著者は最も強調したかったのではないかと思う。

本書は著者自身が大きな鼻を持っていたことによって受けた、数々の嫌がらせに対してなぜ、そしていつから人は「鼻」に対して特定の概念を抱くようになったのかを、文化史的観点からひもといている。著者は、本書を執筆する過程で過去の人々もやはり鼻の形状により不当な扱いを受けていたことを知り、いくぶん慰められたと語っている。とはいえ、人が生まれ持った特徴に対して優劣をつけることの無意味さ、そして危険性について、折に触れて警鐘を鳴らしている。私の個人的見解では、偏見は無知からくるものだと思っている。本書を読んでいても、不十分な知識が不確かな説を生み出し、それをもっともらしく語る人によって普及していくことが分かる。よって我々一般人は権威のある者、あるいは一般的に普及している説だからと言って安易に鵜呑みにしないよう、注意しなければならない。本書はあくまで「鼻とにおいの文化史」であるが、鼻に限らずあらゆることに共通する概念、あるいは教訓も含めて、その時代背景に基づいた西洋人の価値体系を汲み取っていただければ訳者として本望である。

図版クレジット

はじめに

カバー表、P.11 Piero della Francesca, Portret van Battista Sforza en Federico da Montefeltro (tweeluik), ca. 1465, Uffizi, Florence/Wikimedia Commons.

1章

P.16 Daniele da Volterra, Portret van Michelangelo, ca. 1548-1553, Teylers Museum Haarlem/Wikimedia Commons

P.20 Michelangelo Buonarroti, Portret en profil van Tommaso dei Cavalieri, z.d. (in de Sixtijnse Kapel), Publiek domein.

P.20 Léon Fourquet naar Auguste Rodin, Man met gebroken neus (origineel ca. 1863), ca. 1874-1875, Musée Rodin/Wikimedia Commons

2章

P.32 Detail uit: Giambattista della Porta, De Humana Physiognomonia libri iv (1586), p. 59, Historical Anatomies on the Web, U.S. National Library of Medicine/National Institutes of Health

3章

P.35 Tetradrachm (Coin) Portraying Queen Cleopatra vii, ca. 37-33 v. Chr., Katherine K. Adler Memorial Fund

P.35 Beeld van Cleopatra vii, ca. 40-30 v. Chr., Antiksammlung, Berlijn/Wikimedia Commons/José Luiz Bernardes Ribeir

P.39 Fragment uit: René Goscinny en Albert Uderzo, Asterix en Cleopatra (Amsterdam: Uitgeverij Geïllustreerde Pers, 1965).

4章

P.43 Nasothek/Wikimedia Commons

P.48 Jacques de Gheyn, Portret van Tycho Brahe, 1586, Museum of Fine Arts, Houston/Wikimedia Commons

5章

P.51 Frederic Louis Norden, Profile de la tête colossale du Sphinx, in: Frederic Louis Norden, Voyage d' Égypte et de Nubie, Volume 1 (1755), The New York Public Library

P.54 Rondom Boucicaut, De mutilatie van de Byzantijnse keizers Justinianus II en Phillipicus, ca. 1413-1415, Getty' s Open Content Program

カバー裏、P.56 Prothetische neus op brilmontuur, ca. 1900, Wellcome Library, Royal College

of Surgeons, Londen.

P.58 Rembrandt van Rijn, Zelfportret met brede neus, ca. 1628, Rijksmuseum Amsterdam

P.58 Rembrandt van Rijn, Portret van Gerard de Lairesse, ca. 1665-1667, Metropolitan Museum of Art New York/Wikimedia Commons

6章

P.63 Giorgio Vasari, Portret van Lorenzo de' Medici, ca. 1533-1534, Uffizi Museum, Florence/ Wikimedia Commons

P.63 Luigi Fiammingo, Portret van Lorenzo de' Medici, ca. 1550, Museo Mediceo, Florence/ Wikimedia Commons

P.65bAnoniem, Lorenzo de' Medici (naar Andrea del Verrocchio, 1480), ca. 1513-1520, National Gallery of Art/Samuel H. Kress Collection

P.65 Dodenmasker van Lorenzo de' Medici, 1492, Museo degli Argenti, Florence

P.66 Anton Raphael Mengs, Portret van Frederik i van de Beide Siciliëen, ca. 1772-1773, Koninklijk Paleis Madrid/Wikimedia Commons

P.68 Sandro Botticelli, Portret van Dante, 1495, Privécollectie/Wikimedia Commons

P.69 Dodenmasker van Dante Alighieri, 1483, Palazzo Vecchio, Florence/Laura Lezza/ Wikimedia Commons

P.73 Agnolo Bronzino, Portret van Laura Battiferri Ammannati, ca. 1560, Palazzo Vecchio, Florence/Wikimedia Commons

7章

P.78 Domenico Ghirlandaio, Portret van een oude man en een klein jongetje, ca. 1490, Louvre, Parijs/Wikimedia Commons

P.81 Leonardo da Vinci, Mona Lisa (of La Gioconda), ca. 1503-1506, Louvre, Parijs/Wikimedia Commons

P.81 Leonardo da Vinci, Zelfportret, ca. 1512, Koninklijke bibliotheek van Turijn/Wikimedia Commons

P.83 Leonardo da Vinci, Hoofd van een man en leeuwenkop, ca. 1505-1510, Royal Collection Trust, Londen/Wikimedia Commons

9章

P.95 William Blake, Portret van Johann Kaspar Lavater, 1800, Rijksmuseum Amsterdam

P.98 George Richmond, Portret van Charles Darwin, ca. 1830, Darwin Museum, Down House/ Wikimedia Commons

P.100 Julia Margaret Cameron, Portret van Charles Darwin, 1868, MoMA, New York, Wikimedia Commons

10章

P.106 Illustratie uit: Eden Warwick, Notes on Noses (Londen: Richard Bentley, 1852), Wellcome Collection, Londen

P.108 Mattheus Ignatius van Bree, Napoléon Bonaparte, premier Consul, de profil, tourné à droite, 1803, Paleis van Versailles/Alamy Stock Photo

P.108 Alexandermozaïek, slag bij Issus, 100 v. Chr., National Archeologisch Museum, Napels/ Wikimedia Commons

P.113 Salvador Dalí, Napoleon's Nose, Transformed into a Pregnant Woman, Strolling His Shadow with Melancholia amongst Original Ruins, 1945, Fundació Gala-Salvador Dalí, Alamy Stock Photo

11章

P.121 Ivan Bilibin, detail van prent van Baba Yaga in: Alexander Afanasyev, Vasilisa the Beautiful and Baba Yaga (1900), Wikimedia Commons.

P.123 Alfred Dürer, De heks, ca. 1500, The Metropolitan Museum of Art, New York/Wikimedia Commons

P.129 Michelet, De geschiedenis van een neus, ca. 1886-1890, Rijksmuseum Amsterdam

P.131 Alberto Giacometti, Le Nez, versie van 1949 (gegoten in 1964), dpa Picture Alliance/ Alamy Stock Photo, c/o Pictoright Amsterdam 2021.

12章

P.142 Tekening van neuskostuum bij opera The Nose, 2013, Bengt Nyman/Wikimedia Commons

P.145 Omslag van: Belcampo, Liefde' s verbijstering (Amsterdam: N.V. Uitgeversmaatschappij Kosmos, 1953)

13章

P.153 Amedeo Modigliani, Tête de femme aux boucles d' oreilles, 1911, Leopold Museum Wenen

P.153 Anoniem, Baule-masker uit Ivoorkust, Leopold Museum Wenen

P.155 Groep met drie figuren, ca. 2600-2500 v. Chr, Badisches Landesmuseum, Karlsruhe/ Wikimedia Commons

P.159 The Man With His Nose on His Hat Smelling Air Pollution, 2015 © olfactory artist Peter de Cupere

P.161 Recordnas I, 2003/2004 NASEVO Sculpture NASEVO Collection Fundación Ernesto Ventós

14章

P.166 Anoniem, Plakkaat De Eeuwige Jood, 1940, Wikimedia Commons

Anoniem, Flavius Josephus, eerste eeuw v. Chr., Ny Carlsberg Glyptotek/Wikimedia Commons

15章

P.174 Gasparo Tagliacozzi, prent uit: De curtorum chirurgia per insitionem (1597), Houghton Bilbiotheek/Wikimedia Commons

P.177 Advertentie voor de Nasenformer 'Zello', ca. 1917, privécollectie

P.182 Duchess of Sussex Meghan Markle /Wikimedia Commons

P.183 The Duchess of Cambridge/Wikimedia Commons

P.185 The first Barbie doll produced in 1959/Alamy Stock Photo

P.186 Reinhard Beuthien, Lilli cartoon, ca. 1952-1960, Bild-Zeitung

P.188 Barbie fashionistas varsity plaiditude doll/Alamy Stock Photo

16章

P.192 Cover Wall Street Journal Magazine, juni/juli 2017

P.194 Tweet van Radhika Sanghani, 20 februari 2018, Twitter

P.196 Barbra Streisand during the filming of Funny Girl, 1968 /Alamy Stock Photo

P.201 Alexandre-Louis-François d' Albert-Durade, George Eliot, 1849, National Portrait Gallery/Wikimedia Commons

P.201 Laura Theresa Alma-Tadema, Portret van George Eliot, 1877/Alamy Stock Photo

結び

P.205 Michelangelo Buonarroti, David, ca. 1501–1504, Galleria dell' Accademia/Korido/Wikimedia Commons

エピローグ

P.217 Caro Verbeek, Profieltekening, 1991, collectie Caro Verbeek

カバー著者紹介、P.218 Foto en profil van Caro Verbeek, 2021, Fjodor Buis

参考文献

詳細不明 Pocket Lavater or the Science of Physiognomie, 1817、ニューヨーク、Van Winkle & Wiley

詳細不明 'Cleopatra was no beauty coins show', World Archeology, 2017、https://www.world-archaeology.com/world/ africa/egypt/cleopatra-was-no-beauty-coins-shows/.

詳細不明 'How A Star Is Born mirrors and differs from Lady Gaga's real life', Lily News, 2018、https://www.thelily. com/how-a-star-is-born-mirrors-and-differs-from-lady-gagas-real-life/.

Alizzi, Giuseppe, 'Pirandello's Nose', British Library – European Studies Blog, 2019、https://blogs.bl.uk/european/ 2019/03/pirandellos-nose.html.

Barolsky, Paul, Michelangelo's Nose (A Myth and Its Maker), 2007.

Belcampo, 'Het hardnekkige verlangen', in Liefde's verbijstering, 1953.『愛の当惑』（未邦訳）に収められた『渇望』

Bembibre, Cecilia, Strlič, Matija, 'Smell of heritage: a framework for the identification, analysis and archival of historic odours', Heritage Science (5:2), 2017.

Binlot, Ann, 'Discover the African Masks That Inspired Picasso, Brancusi, Modigliani, and More', Architectural Digest, 2016.

Blondeau, Thomas, 'De zwarte tanden van de geisha – Tentoonstelling over Hollandse aapjes die in de spiegel kijken', Mare – Leids Universitair Weekblad, 2009.

Blum, Virginia, 'Does a Nose Job Hurt?', The Guardian, 2017.

Bradley, Mark, Varner, Eric, 'Missing Noses', in Smell and the Ancient Senses, 2015.

Bradley, Mark, Roman Noses – A Classical Paradigm and its Reception, 2022.

Caro, Annibale, Nasea – Nasi diceria de naso del medesimo ser agresto al sesto re della vertu detto nasone, 1538.

Cabanne, Pierre, Entretiens avec Marcel Duchamp, 1967.

Cellini, Benvenuto ベンヴェヌート・チェッリーニ、Het leven van Benvenuto Cellini- door hemzelf verteld,2000.『本人が語るベンヴェヌート・チェッリーニの生涯』（未邦訳）

Chollet, Mona ショレ・モナ『魔女、女性たちの不屈の力』2022年、国書刊行会
Christensen, Benjamin, 'Parfum werd Napoleon fataal', Historia, 2021, https://historianet.nl/oorlog/grote-namen-uitde-oorlog/napoleon/parfum-werd-napoleon-fataal.
Clancy, Tom, The Black Room at Longwood: Napoleon's Exile on Saint Helena, 1999.
Cock, Emily, Rhinoplasty and the Nose in Early Modern British Medicine and Culture, 2019, Manchester University Press.
Comte de Les Cases ラス・カーズ『セント=ヘレナ覚書』2006年、潮出版社
Dalí, Salvador, サルバドール・ダリ『わが秘められた生涯』1989年、新潮社
Dekkers, Midas, De kleine verlossing of de lust van ontlasten, 2015.『排泄の話』(未邦訳)
Dion, K., Berscheid, E., & Walster, E., 'What is beautiful is good', Journal of Personality and Social Psychology, 24(3), pp. 285-290, 1972.
Dodd, Solas James, A satyrical lecture on hearts: to which is added, a critical dissertation on noses. As they are now performing, at the Great Room, Exeter Exchange, 1767.
Elkann, Alain, 'Yervant Gianikian', 2019, インタビュー記事 alainelkanninterviews.com.
Errico, Anna d', Il senso perfetto – mai sottovalutare il naso, 2019.
Friedman, Megan, Barbie Just Got a Major Makeover – And landed the cover of time, Elle, 2016.
Gaudio, Alexandra, Beauty and the Barbie Doll: When Life Imitates Plastic, masterscriptie Fordham University, 2011.
Geggel, Laura, 'Why Are the Noses Broken on So Many Egyptian Statues?', LifeScience, 26-03-2019.
Gilbert, Creighton, Michelangelo: On and Off the Sistine Ceiling, 1994.
Goldsmith, Dora, 'Smellscapes in Ancient Egypt', Ancient Near East Today (7:7), 2019.
Goldsmith, Dora, Silverstein, Jay, Littman, Robert, Coughlin, Sean, Mashaly, Hamedy, 'Eau de Cleopatra: Mendesian Perfume and Tell Timai', Near Eastern Archaeology, 2021.
Green, Laura, 'George Eliot: Gender and Sexuality', A Companion to George Eliot, 2013.
Groebner, Valentin, Defaced – The Visual Culture of Violence in the Late Middle Ages, 2009.
Groen, Anneke, Ridder, Stef den, Stefs Grote Neuzenboek – Over Neuzen, Ruiken en Geuren in de Dierenwereld, 2017.
Hamel, Hendrik ヘンドリック・ハメル『朝鮮幽囚記』1969年、平凡社
Howes, David, 'Freud's Nose', in Sensual Relations: Engaging the Senses in Culture and Social Theory, 2003.
Humboldt, Alexander Wilhelm von, 'History of the Two Empires – A Physical Description of

Napoleon and Josephine', 1798, op https://www.napoleon.org/en/history-of-the-two empires/articles/a-physical-description-of-napoleon-and-josephine-in-1798-eyewitness-accounts-by-alexander-wilhelm-von-humboldt/

Jacob, Tim, 'The Science of Art and Smell', in Art and the Senses, 2011.

Jacobs, Joseph, Fishberg, Maurice, 'Neus', in Joodse Encyclopedie, 1905.

Kleijn, Koen, 'De Luikse Fenix', De Groene Amsterdammer, 2016.

Köster, Egon, et al, 'Olfactory Imagination and Odor Processing: Three Same Different Experiments', Chemosensory Perception (7:2), 2014, pp. 68-84.

Laarman, Sjoerd, Huomini bestiali – Over de mogelijke integratie van dierenfysionomie en bijbehorende symboliek in het werk van Leonardo da Vinci, 2012, scriptie Universiteit van Utrecht.

Lavater, Johann Caspar, Over de Physiognomie, 1781-83.

Legro, Michelle, 'Beauty, Aging, and the Expansion of Our Sympathies: What George Eliot Teaches Us About the Rewards of Middle Age', Brainpickings, 2014.

Little, Anthony, Perrett, David, 'Using composite images to assess accuracy in personality attribution to faces', British Journal of Psychology, 2010.

Lübbers, Wolf, Lübbers, Christian, 'Nasenumformung vor 100 Jahren – Die "goldene Nase"', ent – History of Medicine, 2020, pp. 62-63, 2017.

Lubin, David M., Grand Illusions: American Art and the First World War, 2016.

Marmól, Josefina del, Yedlin, Mackenzie, Ruta, Vanessa, 'The structural basis of odorant recognition in insect olfactory receptors', Nature, 2021, https://doi.org/10.1038/s41586- 021-03794-8

Mead, Rebecca, My Life in Middlemarch, 2014.

Meldrum, Andrew, 'Stealing Beauty? – How much did Picasso's paintings borrow from African art? As a new exhibition places the two side by side, Andrew Meldrum finds out', The Guardian, 2016.

Morrison, Jessica, "Human Nose Can Detect 1 Trillion Odours", Nature, 2014, https://www.nature.com/news/human-nose-can-detect-1-trillion-odours-1.14904

Norden, Frederic Louis, Voyage d'Egypte et de Nubie, 1755.

Panteli, Georgia, 'The Satirical Tradition of Collodi and Pinocchio's Nose', The Rhetoric of Topics and Forms, 2021.

Pascal, Blaise ブレーズ・パスカル『パンセ』2015年、岩波書店

Pressman, Rebecca, 'The Number & Types of Noses According to Leonardo da Vinci', The Misadventures of Rebecca Pressman, 2019, op https://rebeccapressman.wordpress. com/2012/12/19/the-number-type-of-noses-according-to-leonardo-da-vinci/.

Ponticelli, Andrea, 'Quelle "canappie" da record nel Regno di Nasonia a Soragna', Gazzetta di Parma, 2020.

Porter, Jess, Sobel, Noam (et al), 'Mechanisms of scent-tracking in humans', Nature Neuroscience, 2007.

Plazzotta, Carlo, 'Bronzino's Laura', The Burlington Magazine, 1998, pp. 151-263.

Skovbo, Mikkel, "Tycho Brahe zat vol met goud", in Historia, 2016, https://historianet.nl/cultuur/culturele-persoonlijkheden/ tycho-brahe-zat-vol-met-goud

Stanska, Zuzanna, 'A Strange Story of Andy Warhol and Plastic Surgeries', Daily Art Magazine, 2017.

Toni, Giambattista de, Le Piante e gli Animali in Leonardo da Vinci, 1920.

Triggs, Charlotte, 'Gisele Bündchen Was Told She'd Never Be on a Magazine Cover as a Young Model: "They Said My Nose Was Too Big and My Eyes Were Too Small"', People, 2016, op https://people.com/celebrity/gisele-bundchens-young-modeling-career-they-said-my-nose-was-too-big/

Ueda, Maki, 'Holland Mania Manifestatie', in Holland Mania, tentoonstellingscatalogus Lakenhal Leiden, 2009.

Verbeek, Caro, 'Leonardo da Vinci, Painter, Engineer, Inventor, Musician, Medic, and... Perfumer', 2019, op futuristscents.com.

Verbeek, Caro, Ruiken aan de tijd – de olfactorische dimensie van het futurisme (1909-1942), 2020. Proefschrift Vrije Universiteit Amsterdam. 2022.

Vasari, Giorgio, De Levens (Le Vite), 1555.

Warwick, Eden (pseud.) Notes on Noses, 1852.

Winnfrey, Oprah, "Oprah Talks to Barbra Streisand", in O, the Oprah Magazine, 2006, https://www.oprah.com/omagazine/oprahs-interview-with-barbra-streisand/1

Willis, Janine, Todorov, Alexander, 'First Impressions: Making Up Your Mind After a 100 Ms Exposure to a Face', Psychological Science, 2006. https://doi.org/10.1111/j.1467-9280. 2006.01750.x

Woolf, Virginia, 'George Eliot', The Times Literary Supplement, 1919.

Wright, Jennifer, 'Syphilis Sufferers and Movie Stars: The Real History of Sunglasses', op Racked, 2015. https://www.racked. com/2015/4/6/8349545/sunglasses-history

Zaidi, Arslan, Mattern, Brooke, Claes, Peter, McEvoy, Brian, Hughes, Cris, Shriver, Mark, 'Investigating the case of human nose shape and climate adaptation', Plos Genetics, 2017. Zijlstra, Suze, 'De Wereld van de voc en de vergeten Aziatische vrouwen', Geschiedenis Actueel, 2018.

Zijlstra, Suze, De voormoeders – Een verborgen Nederlands-Indische familiegeschiedenis, 2021.

Zivie-Coche, Christiane, Sphinx: History of a Monument, 2002. p. 16

◉ドキュメンタリー及びポッドキャスト

Big noses are beautiful, BBC.

What's the point of noses? BBC.

The Medici: Portraits & Politics, 1512-1570, Metropolitan Museum of Art, New York.

◉ウェブサイト

Website van Musée Rodin. http://www.musee-rodin.fr/en/collections/sculptures/man-broken-nose

Website van Oprah Winfrey, "Beauty around the World-serie", 2008.

https://www.oprah.com/style/beauty-around-the-world/15

V&Aオフィシャルサイト

https://www.vam.ac.uk/articles/japans-encounter-with-europe-1573-1853

Trippers番組放送回：Kポップ産業による美の理想VSこれに反対する若者たち 2019.

https://www.npo3.nl/zuid-korea-het-epicentrum-van-plastische-chirurgie

スミソニアン博物館オフィシャルウェブサイト

Cassandra Potts Hannahsのインタビュー, "What Happened to the Sphinx's Nose?", 2020.

https://www.smithsonianjourneys.org/blog/photo-what-happened-to-the-sphinxs-nose-180950757/

Demilkedオフィシャルウェブサイト

"These WWI Soldiers Were So Wounded they Were Doomed for a Life of Isolation – This Woman Changed Their Lifes", 2018.

https://www.demilked.com/before-after-pics-scarred-wwi-soldiers-anna-coleman-ladd/

著者　**カーロ・フェルベーク　Caro Verbeek**
1980年生まれ。アムステルダム自由大学において、キュレトリアル・スタディズで修士号、嗅覚の文化史の分野で博士号を取得。人文科学、芸術・文化、歴史及び古代史の助教授を兼任している。嗅覚アートを専門とする歴史家及び学芸員であり、2021年よりハーグ市立美術館の学芸員を務め、現在、同美術館で「ピート・モンドリアン＆デ・ステイル」の主任学芸員として、美術館及びその他の施設で嗅覚に関するツアーガイドやワークショップを開催している。

訳者　**足立江里佐（あだち・えりさ）**
1963年生まれ。関西学院大学日本文学科卒業後、株式会社トーメン財務部に勤務。15年間、オランダ語実務翻訳者として活動。主な翻訳分野は経済・産業、医療、法律、環境関連。訳書に、ヒド・ファン・ヘネヒテンの絵本でねずみくんのシリーズの『おむつのなか、みせてみせて！ トイレできたねシールブック』がある。

図説《ずせつ》　鼻《はな》とにおいの文化史《ぶんかし》
クレオパトラからナポレオン、レディ・ガガまで

2024年9月23日　第1刷

著者……………………カーロ・フェルベーク
訳者……………………足立江里佐《あだちえりさ》
ブックデザイン………永井亜矢子（陽々舎）
発行者…………………成瀬雅人
発行所…………………株式会社原書房
〒160-0022 東京都新宿区新宿 1-25-13
電話・代表　03(3354)0685
http://www.harashobo.co.jp/
振替・00150-6-151594
印刷……………シナノ印刷株式会社
製本……………東京美術紙工協業組合

ISBN 978-4-562-07462-4　Printed in Japan